MOSES G. STEINVORTH

DIE KREBSREISE

Ein kleiner Reisebegleiter
für krebskranke Menschen

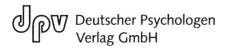
Deutscher Psychologen
Verlag GmbH

Berlin 2012

Bibliografische Information der Deutschen Bibliothek
Die Deutsche Bibliothek verzeichnet diese Publikation in der Deutschen Nationalbibliografie; detaillierte bibliografische Daten sind im Internet über **http://dnb.ddb.de** abrufbar.

ISBN 978-3-931589-63-9
3. Auflage

Cover-Foto:
Laura Popplow

Verlag:
Deutscher Psychologen Verlag GmbH, Berlin

Umschlaggestaltung, Typografie und Satz:
Tanja Bregulla, Aachen

Druck:
ScandinavianBook.de, Bremen

Das Werk einschließlich aller seiner Teile ist urheberrechtlich geschützt. Jede Verwertung außerhalb der engen Grenzen des Urheberrechtsgesetzes in der jeweils geltenden Fassung ist ohne Zustimmung des Verlages unzulässig und strafbar. Das gilt insbesondere für Vervielfältigungen, Übersetzungen, Mikroverfilmungen und die Einspeicherung und Verarbeitung in elektronischen Systemen.

Alle Rechte vorbehalten
© 2012 Deutscher Psychologen Verlag GmbH, Berlin
ISBN 978-3-931589-63-9
Unveränderter Nachdruck der 3. Auflage 2006

MOTTO

*Es ist unglaublich,
wieviel Kraft die Seele dem Körper
zu leihen vermag*

WILHELM VON HUMBOLDT

Es gibt nichts Gutes, außer man tut es

ERICH KÄSTNER

Hilf Dir selbst, dann hilft Dir Gott

MEINE MUTTER

INHALTSVERZEICHNIS

Vorwort: Was ist die HOFFNUNG? (Mein „Credo") 7

1. Was ist KREBS überhaupt? 9

2. Die „Heilung" von KREBS ist ein sehr komplexer Prozess 10
2.1 „Heilung" kommt immer von innen. Alles, was von außen kommt, ist nur „Behandlung" 10
2.2 „Heilung" kann nur „geschehen", man kann sie nicht „machen" 11

3. KREBS als „Reise" – ein Bild 13

4. Psychosoziale Faktoren, die den Krankheitsverlauf günstig beeinflussen können 15
4.1 Lebenswille und Lebenssinn 15
4.2 Humor und Lebensfreude 17
4.3 Die Bereitschaft, den bisherigen Lebensstil infrage zu stellen und grundlegende Veränderungen daran vorzunehmen 18
4.4 Ein ganzheitliches Verständnis vom Heilungsprozess 19
4.5 Einsicht in Stresszusammenhänge und ein veränderter Umgang mit Stress 20
4.6 Soziale Unterstützung durch wesentliche Beziehungen 21
4.7 Die Fähigkeit, Gefühle wahrzunehmen und auszudrücken 22
4.8 Ein allgemein aktiver und selbst gestalteter Umgang mit der Erkrankung (aktives Coping) 23
4.9 Die Annahme der Erkrankung 24
4.10 Die Bereitschaft, Mitverantwortung für die eigene Gesundung zu übernehmen 26
4.11 Die Suche nach einem ganz persönlichen, ganz individuellen Weg durch die Erkrankung 27
4.12 Ein veränderter Umgang mit Zeit 29
4.13 Eine wesentliche spirituelle Überzeugung und Praxis 30
4.14 Überprüfung und Veränderung der persönlichen Prioritätenliste 33
4.15 Visualisierung des eigenen Gesundungsprozesses 34
4.16 Schöpferisch tätig sein (in irgendeinem Bereich) 35
4.17 Zum Vergleich: Die Listen anderer Experten 36

5. Einige weitere Gesichtspunkte oder „Sehenswürdigkeiten" 39
5.1 Der Faktor „Bewegung" 39
    5.1.1 *Lustvolle* Bewegung ist wichtig 39
    5.1.2 *Vielfältige* Bewegungen sind wichtig 41
    5.1.3 *Unwillkürliche* Bewegungen sind wichtig 41
    5.1.4 Der *Ausdrucksgehalt* von Bewegungen ist wichtig 42
5.2 Der Faktor „Ernährung" 43
5.3 Die Angst vor dem Tod überwinden 45
5.4 Die Heilung der Verletzungen des Selbstwertgefühls 48
5.5 Das Betrauern wesentlicher Verluste 51
5.6 Dem Krebs human begegnen heißt: dem Krebs intelligent begegnen 56

6. Nachwort: Was ich krebskranken Menschen verdanke 59

7. Kleine Literaturliste 62

Vorwort: Was ist die HOFFNUNG?
(Mein „Credo")

Dies Buch wendet sich an Menschen, die von Krebs betroffen sind. Ich gebe sofort zu, dass wir nicht viel machen können. Es gibt unglaublich viele verschiedene Faktoren, die über den Verlauf einer Krebserkrankung entscheiden. Manche sind überhaupt nicht beeinflussbar, viele vom Zufall abhängig, die meisten entziehen sich unserer persönlichen Kontrolle.

Das wenige, das wir selbst tun können, wollen wir aber dennoch (und vielleicht gerade darum) nicht versäumen. Bei den (zugegeben) wenigen Faktoren, die wir selbst beeinflussen können, wollen wir unseren ganzen Einfluss geltend machen, mit allem Engagement, das uns zur Verfügung steht.

Und wenn Sie etwas Glück haben, sind gerade diese Faktoren (unsere eigenen seelischen, geistigen und sozialen Kräfte) in Ihrem speziellen Fall das „Zünglein an der Waage" und verhelfen Ihnen dazu (natürlich in Verbindung mit einer angemessenen medizinischen Behandlung), den Krebs gut zu überstehen und noch lange mit einer guten Lebensqualität zu leben. Andere Menschen sind vor Ihnen diesen Weg schon gegangen und waren erfolgreich. Eine Erfolgsgarantie gibt es allerdings nicht. Jeder von uns hat die Wahl: seine persönlichen Kräfte in die Waagschale zu werfen – oder nicht.

Das ist die Hoffnung, für die ich in diesem Buch eintrete, mein „Credo".

In den rund 15 Jahren, die ich jetzt mit krebskranken Menschen psychotherapeutisch arbeite und sie bei der „Reise" durch den Krebs begleite, sind mir diese Menschen ans Herz gewachsen, und ich empfinde eine tiefe innere Verbundenheit mit ihnen, ja, ich bin ihnen dankbar für alles, was ich von ihnen gelernt habe.

Mit diesem kleinen Buch möchte ich meine Erfahrungen in der Begleitung von krebskranken Menschen allen zur Verfügung stellen, die vielleicht davon profitieren können, nicht mehr und nicht weniger. Ich will niemanden „missionieren". Ich bin kein charismatischer „Heiler", ich bin nur ein „Behandler". Ich habe eine wissenschaftliche Ausbildung genossen und versuche, meine Praxis an den Ergebnissen wissenschaftlicher Untersuchungen und der einschlägigen klinischen Erfahrung zu orientieren.

Dieses Buch ist kein Heilsversprechen. Es ist als „Reisebegleiter" gedacht. Es schlägt Ihnen vor, die Krebserkrankung als eine Art „Reise" zu betrachten, und möchte Ihnen Orientierungspunkte für diese Reise geben,

Anhaltspunkte dafür, wie Sie selbst diese „Reise" sinnvoll gestalten können, wenn mein oben ausgeführtes „Credo" für Sie Sinn macht und Sie sich entschlossen haben, Ihre persönlichen Kräfte in die Waagschale zu werfen.

Gerade wenn Sie noch am Anfang Ihrer „Krebsreise" stehen und sich vielleicht fragen, was Sie denn noch tun können, außer sich einem guten Operateur anzuvertrauen und sich vielleicht nachbestrahlen oder sich eine Chemotherapie verabreichen zu lassen, kann dieses Buch Ihnen helfen, sich zu orientieren und die Möglichkeiten herauszufinden, die für Sie persönlich sinnvoll erscheinen.

Auch wenn ich Ihnen in diesem Buch manchmal konkrete Ratschläge gebe: Prüfen Sie immer genau, ob Sie diese Ratschläge aus eigener Überzeugung befolgen wollen oder nicht. Meine Ratschläge sind nur Vorschläge. Verstehen Sie bitte diese Vorschläge mehr als eine Einladung, etwas auszuprobieren, ob es für Sie funktioniert. Und denken Sie immer daran: Man kann Vorschläge auch ablehnen.

Ich versuche, Sie in diesem Buch möglichst immer direkt anzusprechen, so als kämen Sie in meine Praxis und ich würde dort persönlich mit Ihnen sprechen. Ich bemühe mich darum, das, was ich zu sagen habe, so einfach und verständlich wie möglich auszudrücken, ohne wissenschaftliches „Brimborium", auch wenn vieles von dem, was ich schreibe, durchaus wissenschaftlich untermauert ist (wenn auch nicht alles). Ich versuche, mich kurz zu fassen und mich auf die wesentlichsten Gesichtspunkte zu beschränken (hauptsächlich schreibe ich über die psychosozialen Faktoren, die den Verlauf einer Krebserkrankung günstig beeinflussen können).

Ich wünsche Ihnen viel Erfolg auf Ihrer persönlichen Reise, und ich gebe Ihnen meinen Reisesegen: Möge Ihre Reise glücklich verlaufen!

1. Was ist „KREBS" überhaupt?

Die Medizin meint, „Krebs" sei „eine abnorme Gewebsmasse, die durch Vermehrung von körpereigenen entarteten Zellen (transformierte Zellen, Tumorzellen) entsteht" (Böcker, Denk & Heitz, Lehrbuch der Pathologie, München, 2001). Als Krebsursachen sieht sie „komplexe Aberrationen (Veränderungen, Schäden) im Genom (Genmaterial) der Zelle, hervorgerufen durch verschiedene kanzerogene (krebserzeugende) Noxen (Schadstoffe, krankheitserregende Faktoren)." (Böcker, Denk & Heitz, ebenda)
Ist das alles? Oder ist „Krebs" vielleicht noch mehr?

Überdenken Sie die folgenden Definitionen von „Krebs":
- Krebs ist nicht nur eine körperliche Erkrankung, sondern ein vielschichtiges Phänomen (er spielt sich mindestens auf einer körperlichen, seelischen, geistigen und sozialen Ebene ab).
- Krebs erfasst den Menschen als Ganzes – und er wird auch nur als Ganzes wieder gesund.
- Krebs ist ein Prozess, ein Vorgang – und kein Ding, kein Zustand (im Prinzip ein **reversibler** Vorgang).
- Krebs ist eine alles erschütternde Lebenskrise (nichts ist mehr so wie vorher).
- Krebs ist der „Sturz aus der normalen Wirklichkeit".
- Krebs ist ein Trauma, d.h. eine tiefe seelische Verletzung.
- Krebs ist ein „Gespenst", d.h. ein Angst-Wort, eine Metapher für das „Böse" und „Schlimme", für Tod und Sterben.
- Krebs ist eine sehr bedeutsame Lebenserfahrung.
- Krebs ist eine Herausforderung – an alle Kräfte des Betroffenen.
- Krebs ist ein „Schuss vor den Bug", d.h. eine Aufforderung, seinen Lebensstil zu ändern.
- Krebs kann eine Chance sein – für ein zweites Leben.
- Krebs ist von seiner medizinischen Behandlung nicht zu trennen.
- Krebs bedeutet Krankheitsstress und Behandlungsstress (also doppelten Stress).

2. Die „Heilung" von KREBS ist ein sehr komplexer Prozess

Selbstverständlich ist eine gute, fachgerechte medizinische Behandlung dazu notwendig und auch sehr wesentlich, aber nicht ausreichend.
Krebs muss auch seelisch und geistig „bewältigt" und „geheilt" werden.
Der Heilungsprozess spielt sich immer auf mehreren Ebenen gleichzeitig ab: auf der körperlichen, der emotionalen, der geistigen und der sozialen Ebene.
Die Medizin behandelt nur die körperliche Ebene, um den Rest muss der Betroffene sich selbst kümmern (und wenn er Glück hat, findet er Menschen, die ihn dabei unterstützen).
Der krebskranke Mensch ist für den Heilungsprozess mit seiner gesamten Persönlichkeit und Lebensgeschichte angefragt, und alle körperlichen, emotionalen, geistigen und sozialen Kräfte, die er mobilisieren kann, können wichtige Heilkräfte auf dem Weg seiner Gesundung werden.
Wir wissen zwar viel über „Behandlung" von Krankheiten, aber über den Prozess der „Heilung" wissen wir erstaunlich wenig.
Zwei weitere Prinzipen des Heilungsprozesses (außer dass er vielschichtig ist) lassen sich aber deutlich erkennen, und es kann schon sehr nützlich sein, diese zwei Prinzipien immer im Auge zu behalten.

2.1 „Heilung" kommt immer von innen. Alles, was von außen kommt, ist nur „Behandlung"

Heilen kann nur der Organismus selbst, von innen heraus, durch seine eigenen Heilkräfte. Die äußere „Behandlung" kann den Prozess der Heilung unterstützen (sogar sehr) – aber mehr auch nicht. Man darf nicht den Fehler machen, „Behandlung" und „Heilung" gleichzusetzen.
Jeder Chirurg, der einen menschlichen Körper mit seinem Messer öffnet, weiß das und tut seine Arbeit im Vertrauen auf die Selbstheilungskräfte des Organismus. Er weiß, dass er die Wunde, die er setzt, nicht selbst wieder „zuheilen" kann, aber er kann auf den Organismus vertrauen – sonst wäre seine Arbeit „schwere, vorsätzliche Körperverletzung", und er käme dafür ins Gefängnis. Der Chirurg kann die Wunde „gut versorgen" und damit die Heilung unterstützen, aber „heilen" tut die Wunde dann „von selbst" (und wenn sie es nicht tut, ist guter Rat teuer!).

Ich habe deshalb Probleme mit Menschen, die sich „Heiler" nennen. Ich halte das für Anmaßung und Irreführung: „Heilen" steht nicht in unserer Macht, kein Mensch kann einen anderen „heilen", wir können nur „behandeln". Das sollte uns demütig und bescheiden stimmen. Früher galt eine goldene medizinische Regel (die heute fast vergessen erscheint): „Medicus curat – Natura sanat", d.h. „der Arzt behandelt – die Natur heilt".

Heilung kommt immer von innen. Wer also „geheilt" werden will, wende sich nach innen und lerne, seinen eigenen Kräften, den Heilkräften seiner eigenen Natur zu vertrauen und sich mit dieser wieder „vertraut" zu machen. Das bedeutet, auf den eigenen Körper zu hören, seine Stimme, seine Signale wahrzunehmen und zu beachten. Und nicht nur auf den Körper, sondern auch auf seine Gefühle und Gedanken (die ja eigentlich ein Teil vom Körper sind, nur haben wir das vergessen).

Es ist deshalb auch bedeutsam, der Behandlung allein nicht zu viel Bedeutung beizumessen. Wer all seine Hoffnung auf die äußere Behandlung setzt und sein Inneres vernachlässigt, ist für den Heilungsprozess schlecht beraten. Heilung kommt von innen.

2.2 „Heilung" kann nur „geschehen", man kann sie nicht „machen" („Heilung" ist ein autonomer Prozess)

Heilung geschieht – oder sie geschieht nicht. In der schönen alten geistlichen Sprache hätte man gesagt: Heilung ist immer „Gnade". Wir können sie nicht „herstellen", wir können sie nur „geschehen lassen". Auch das wäre ein Grund zur Demut.

Wir können daher nicht viel mehr tun, als Hindernisse zu beseitigen und äußere Bedingungen herzustellen, die der Heilung evtl. förderlich sind. Wir können die Heilung „einladen" und sozusagen „den Tisch für sie decken" – mehr können wir nicht tun.

Es wäre aber ein tiefes Missverständnis dieser Psycho-Logik der Heilung, wenn man nun meinte, man könne die Hände in den Schoß legen und einfach abwarten und gar nichts tun, weil die Heilung ja nur „geschehen" kann.

Es ist ähnlich wie in der Meditation: Auch wenn Meditation eigentlich nur „geschehen" kann, wird keine Meditation geschehen, wenn wir uns nicht regelmäßig hinsetzen, still werden und uns auf den Atem konzentrieren, d.h. die Bedingungen für Meditation herstellen.

Was Sie konkret tun können, um die Bedingungen von Heilung zu verbessern, das erfahren Sie auf den folgenden Seiten (so viel wie ich selbst darüber weiß).

3. KREBS als „Reise" – ein Bild

Ich schlage Ihnen in diesem Buch vor, die Krebserkrankung als eine „Reise" zu betrachten. Dieses innere Bild, diese allegorische Sichtweise der Erkrankung legt Ihnen automatisch viele Dinge nahe, die ich bei der seelischen Auseinandersetzung mit der Erkrankung für außerordentlich wichtig halte.

Zunächst einmal legt das Bild der Reise Ihnen nahe, Krebs als einen **Prozess** zu erleben, als einen Vorgang und nicht als ein „Ding", das Sie „haben" oder „nicht haben". Die Krebserkrankung ist immer in Entwicklung begriffen, sieht in jedem Moment wieder anders aus und kann sich auch zurückentwickeln. Krebs ist nichts Statisches, sondern hat eine Verlaufsdynamik. Krebs ist immer in Bewegung.

Ihr Augenmerk wird damit auch automatisch auf den **Verlauf** der Erkrankung gelenkt (statt auf die elende Frage nach dem „Warum"), und der Verlauf ist das, was Sie am ehesten selbst beeinflussen können. Auch wenn Sie nicht genau wissen, wo die Reise hingeht, können sie doch auf die Route Einfluss nehmen und sie mit einer gewissen Spannung und inneren Anteilnahme verfolgen, so wie Sie das vielleicht auf einer Abenteuerreise tun würden. Auch wenn Sie in gewisser Weise eine „Pauschalreise" gebucht haben, können Sie doch immer noch auf einzelne Umstände der Reise Einfluss nehmen und sie evtl. nach Ihrem individuellen Geschmack verändern. Sie können kleinere Touren auf eigene Faust unternehmen und ganz sicher auch einmal die Umgebung ohne Touristenführer und ohne die „Herde" der übrigen Pauschaltouristen erkunden. Selbst eine Pauschalreise bietet Ihnen gewisse Möglichkeiten der Individualisierung. Dies wäre auch eine gute innere Einstellung gegenüber Ihrer Krebserkrankung. Nach meiner Erfahrung ist es enorm wichtig, hier alle Möglichkeiten der Individualisierung zu nutzen, weil Ihr persönlicher Heilungsprozess etwas ganz Einmaliges ist und viel mit Ihrer besonderen Persönlichkeit zu tun hat: Kein Mensch wird genau auf dieselbe Art gesund wie der andere. Und eins haben nach meiner Erfahrung wirklich alle krebskranken Menschen gemeinsam: Jeder ist anders!

Sie können das Bild der „Reise" durch den Krebs auch noch so verstehen, dass Sie hier aufgefordert sind, eine **„Reise nach innen"** anzutreten, wenn Sie wieder gesund werden wollen, eine Reise, die Sie vielleicht in dunkle und unheimliche innere Gegenden führen wird, die Sie gewöhnlich lieber meiden, eine Art „Heldenreise" also, wo Sie durchaus damit rechnen müssen, dass Sie manchmal mit alten Gespenstern oder inneren Drachen und Dämonen kämpfen müssen.

Reisen sind oft ziemlich anstrengend – und trotzdem interessant und spannend, und manchmal sind sie voller Überraschungen und unvorhergesehener Wendungen. Auf jeden Fall erlebt man Neues, Ungewohntes, mit dem man sich auseinander setzen muss. All das sind meines Erachtens gute und sinnvolle innere Bilder und „Gleichnisse" für die innere Verarbeitung der Erfahrungen, die man im Verlauf einer Krebserkrankung macht.

Ich biete Ihnen dieses Bild als eine erste innere Orientierungshilfe an – schauen Sie, ob Sie es gebrauchen können. Und ich wünsche Ihnen eine gute Reise!

4. Psychosoziale Faktoren, die den Krankheitsverlauf günstig beeinflussen können

Es kann als wissenschaftlich erwiesen angesehen werden, dass psychosoziale Faktoren den Krankheitsverlauf bei einer Krebserkrankung beeinflussen können. Ich möchte aber vorausschicken, dass die von mir hier beschriebenen Faktoren eine persönliche Erfahrungsliste darstellen und nicht in dieser Form wissenschaftlich abgesichert sind (als wissenschaftlich hinreichend gesichert können bisher nur vier Faktoren gelten: „Stressbelastung", „Ausdruck von Gefühlen", „soziale Unterstützung" und „Bewältigungsstrategien"). Dem wissenschaftlich interessierten Leser empfehle ich dazu die Lektüre des Buches von Volker Tschuschke (2002). Zum Vergleich finden Sie am Ende dieses Kapitels (siehe 4.17) die Erfahrungslisten einiger anderer Experten. Ich beziehe mich hier nur auf die günstigen Auswirkungen, also die positive Seite. Natürlich können diese Faktoren in ihrer negativen Ausprägung auch ungünstige Auswirkungen auf den Krankheitsverlauf haben.

Ich hatte das Glück, in den letzten 15 Jahren mit vielen Menschen zusammenzuarbeiten, die einen sehr günstigen Krankheitsverlauf hatten (d.h. einen Langzeitverlauf mit guter Lebensqualität), einige davon trotz einer sehr schlechten medizinischen Prognose. Für die meisten dieser Menschen waren die von mir im Folgenden beschriebenen Faktoren in irgendeiner Form für ihren persönlichen Heilungsprozess relevant. Ich beschreibe diese Faktoren so einfach und kurz wie möglich, um Ihnen quasi „stichwortartig" ein paar Orientierungspunkte für Ihre persönliche Reise durch den Krebs anzubieten. Dieses Büchlein will ein nützlicher „Reisebegleiter" für Sie sein, mehr nicht. Wenn einige Punkte Sie genauer interessieren, finden Sie im Anhang eine kleine Liste mit Literaturempfehlungen, wo Sie sich weiter informieren können.

4.1 Lebenswille und Lebenssinn

Jeder Arzt weiß, dass der Lebenswille eines Patienten zu einer entscheidenden Größe werden kann, wenn eine Erkrankung in ein kritisches Stadium kommt. Dass der Lebenswille also auch bei einer Krebserkrankung eine wesentliche Rolle spielen kann, ist unmittelbar einleuchtend. Oft wird der Lebenswille als selbstverständlich vorausgesetzt. Das ist er aber nicht. Ein Leben, das wir nicht mögen und das uns ziemlich sinnlos erscheint, das wollen wir auch nicht. Bitte überprüfen Sie also ehrlich und ernsthaft, wie stark Ihr Lebenswille ist. Haben Sie Freude an Ihrem Leben, so wie es ist? Haben Sie wichtige Gründe zum Weiterleben? Welche sind Ihre wichtigsten? Und wofür lohnt es sich für Sie, noch zu leben? Was haben Sie im Leben noch vor? Was macht an Ihrem Leben für Sie Sinn? Wofür können Sie sich 100%ig begeistern und engagieren?

Und fragen Sie sich bitte auch, ob Sie evtl. wichtige Gründe haben, von dieser Erde zu verschwinden: Gibt es Konflikte oder Probleme, denen Sie sich gerne entziehen würden? Gibt es in Ihrem Leben etwas, das Sie verzweifeln lässt? Sind Sie in einer bestimmten Hinsicht resigniert?

Sollten Sie durch diese Art Selbstbefragung herausfinden, dass Ihr Lebenswille stark ist, Sie sich an Ihrem Leben freuen, viel Sinn darin sehen und einige wichtige Gründe haben, um weiterzuleben – dann können Sie sich beglückwünschen, denn dann haben Sie bereits einen wichtigen psychosozialen Faktor auf Ihrer Seite, der Ihnen helfen wird, die Erkrankung zu überstehen. Stellen Sie aber fest, dass Sie Probleme haben mit der Lebensfreude, dem Lebenssinn und dem Lebenswillen, dann sollten Sie für diese Probleme Hilfe suchen (z.B. bei einem tüchtigen Psychotherapeuten) und nicht mehr zögern, diese Probleme aktiv anzugehen, um Ihr Leben wieder mehr mögen zu können, mehr Sinn darin zu finden und Ihren Lebenswillen zu stärken. Ein Leben, das man nicht mag, wird von unserem Immunsystem und den übrigen Heilungssystemen des Organismus nicht entschieden unterstützt. Und diese Unterstützung brauchen Sie jetzt, um Ihre Erkrankung gut zu überstehen.

Ich werde nie vergessen, wie ich einmal eine ehemalige Krebspatientin, mit der ich psychotherapeutisch gearbeitet hatte, auf der Straße traf (sie war inzwischen wieder gesund, eine rüstige Frührentnerin und begeisterte Oma) und sie zu mir sagte: „Weißt du, Moses, damals, als ich zu dir kam, da war nicht das Sterbenmüssen ein Problem für mich, sondern das Weiterleben."

4.2 Humor und Lebensfreude

„Wenn es ein Wort, einen Begriff gibt, der als wichtigste Kraft für das Immunsystem wirkt, dann ist das Enthusiasmus, Begeisterung" – so schreibt der New Yorker Psychoonkologe Lawrence Leshan, der als einer der erfahrensten und erfolgreichsten Krebs-Psychotherapeuten der Welt gelten kann (Leshan, 1993). Schlicht die Tatsache, dass man sein Leben liebt, dass man ein Leben lebt, das einem „tierisch" Freude bereitet, scheint die beste „Medizin" für unser Immunsystem und unseren Krebsabwehrmechanismus zu sein und kann von daher ein machtvoller Heilfaktor auf dem Wege der Gesundung werden.

Nun ist das ja oft nicht mehr so einfach mit der Lebensfreude, wenn man plötzlich schwer krank ist. Viele Aktivitäten, die einem bisher Spaß gemacht haben, fallen notgedrungen ins Wasser. „Guck aus dem Fenster, wenn du keinen Kopf hast", sagte man bei mir zu Hause. Oft verdirbt einem der verdammte Krebs erst mal ganz ordentlich die Freude am Leben, und man hat nicht mehr viel Lust zum Lachen. Von Till Eulenspiegel wird aber der weise Ratschlag überliefert: Gerade wenn man im Leben wenig zu lachen habe, dürfe man keine Gelegenheit dazu versäumen.

Damit kommen wir der Sache schon näher. Das bedeutet im Klartext: Hier ist unsere „Lebenskunst" angefragt, d.h. die Fähigkeit, das Beste aus der Situation zu machen und so viel Freude aus dem Leben herauszuholen, wie es angesichts der schwierigen und sehr veränderten Umstände noch möglich ist. Wir dürfen uns von der Erkrankung nicht kleinkriegen und nicht davon abhalten lassen, uns trotzdem an unserem Leben zu erfreuen. Lassen Sie sich also nicht ständig davon deprimieren, dass Sie krank sind. Das ist natürlich oft leichter gesagt als getan, das gebe ich sofort zu. Vielleicht brauchen Sie auch dabei „a little help of some friend", d.h. einfach ein bisschen Hilfe. Zögern Sie nicht, diese Hilfe zu suchen und anzunehmen, es ist in Ihrer Lage gewiss keine Schande.

Überlegen Sie mit Ihren Freunden und Angehörigen gemeinsam, wie Sie sich – trotz Krebs – das Leben so angenehm und aufregend wie möglich gestalten können, was Sie (allein oder mit anderen zusammen) unternehmen können und was Sie interessant und spannend finden, was Sie engagiert und begeistert.

Bisher haben alle krebskranken Menschen, mit denen ich gearbeitet habe, irgendetwas gefunden, was ihnen Spaß machte und ihnen Lebensfreude brachte, auch wenn sie manchmal etwas danach suchen mussten. Also nehme ich an, dass auch Sie eine gute Chance dafür haben – trotz der Erkrankung und dem Kummer, der Angst und den Schmerzen und all den anderen Belastungen, die sie eben leider mit sich bringt.

„Humor ist – wenn man trotzdem lacht", schrieb Wilhelm Busch. Man könnte meinen, er habe die krebskranken Menschen gemeint. Humor ist ein wunderbarer Helfer auf dem Weg der Gesundung und kann uns über manch missliche Lage und schlimme Zeiten hinweghelfen. Wer „trotzdem" lachen kann, der entgeht der Verbitterung und der Fixierung auf das Leidvolle der Erkrankung, der bleibt – trotz allem – positiv gestimmt und unterstützt damit ganz wesentlich seinen Heilungsprozess. Nehmen Sie es also mit Humor, und nehmen Sie es dadurch etwas leichter. Lassen Sie sich die gute Laune nicht völlig vertreiben, auch wenn Ihnen sicher oft nicht zum Lachen ist und einem angesichts der Belastungen der Erkrankung wirklich das Lachen vergehen kann.

Und holen Sie Menschen an Ihr Krankenbett, die gerne mit Ihnen lachen. Ich lache in meiner psychotherapeutischen Arbeit viel und gerne mit meinen schwer kranken Patienten und gerade dadurch, dass wir (auch) lachen können, wird all das Schwere der Erkrankung einigermaßen erträglich.

Lesen Sie, was Bernie Siegel dazu in seinen wundervollen Büchern schreibt, und Sie werden viele konkrete Anregungen dafür bekommen, wie man den schwierigen Situationen, in die einen die Erkrankung bringt, mit Humor begegnen und ihnen oft dadurch die beißende Schärfe nehmen kann (Siegel, 1988, 1991). Machen Sie aber bitte nicht „auf lustig", indem Sie so tun als ob. Das bringt Ihnen nichts (Gutes). Lachen und Humor machen nur Sinn, wenn sie echt sind. Wenn Ihnen eher zum Heulen ist, dann heulen Sie ruhig, und genieren Sie sich nicht dafür!

4.3 Die Bereitschaft, den bisherigen Lebensstil infrage zu stellen und grundlegende Veränderungen daran vorzunehmen

Dieser Faktor wird von allen großen Psychoonkologen für sehr wesentlich gehalten (z.B. Leshan, Siegel, Simonton, Anderson).

Alle krebskranken Menschen, die ich wieder habe gesund werden sehen, waren bereit, ihren bisherigen Lebensstil kritisch zu überprüfen und evtl. radikale Veränderungen vorzunehmen: Eine Frau mit Brustkrebs gab ihren Beruf auf, begann zu malen und trennte sich von ihrem langjährigen

Lebensgefährten. Ein Mann mit Hodenkrebs baute sich ein neues berufliches Bein auf und verabschiedete sich von einer langjährigen, heimlichen, außerehelichen Liebesbeziehung. Eine Frau mit Darmkrebs erfüllte sich mit einer Reise nach Afrika einen lang gehegten und ewig verschobenen Lebenstraum. Eine junge Frau mit Brustkrebs distanzierte sich von ihrer Mutter, mit der sie bisher eng zusammengelebt hatte, und versöhnte sich mit ihrem Vater, der sie – durch die Scheidung – als Kind verlassen und sich seitdem nicht mehr um sie gekümmert hatte. Das sind nur einige Beispiele für dramatische Veränderungen, die krebskranke Menschen auf dem Weg ihrer Gesundung evtl. vornehmen. Die meisten machen in der Auseinandersetzung mit der Erkrankung einen starken inneren Wandel durch und verändern ihr Leben auch äußerlich radikal.

Viele Krebskranke ändern sich z.B. spürbar in ihrem Beziehungsverhalten: Sie fangen an, NEIN zu sagen, wo sie bisher immer JA gesagt haben. Sie trauen sich plötzlich, Rechte einzuklagen und eigene Wünsche anzumelden und durchzusetzen. Sie trauen sich – angesichts der bedrohlichen Erkrankung –, „sich selbst an die erste Stelle zu setzen", wie eine Patientin das mal ausgedrückt hat. Viele tun dies erst einmal „im Schutz der Krankheit". Längerfristig ist es aber wichtig, diese wünschenswerten Veränderungen in das „ganz normale Leben" zu integrieren. Die Erkrankung sollte nicht die Bedingung dieser wichtigen Lebensveränderungen bleiben. Ein Leben zu leben, das Ihren persönlichen Bedürfnissen mehr entspricht und das Ihnen ermöglicht, sich als Mensch weiterzuentwickeln, kann ein machtvoller Heilfaktor werden, der Ihnen hilft, die Erkrankung zu überwinden.

Deshalb ist die Bereitschaft so wichtig – unabhängig von der Erkrankung –, den bisherigen Lebensstil kritisch in Frage zu stellen und – ebenfalls unabhängig von der Erkrankung – die notwendigen Veränderungen mutig und entschieden vorzunehmen. Dann hat man oft bessere Chancen, die Krankheit zu überwinden, denn oft hilft das den Selbstheilungskräften und dem angeschlagenen Immunsystem wieder auf die Füße, und man kann leichter wieder gesund werden.

4.4 Ein ganzheitliches Verständnis vom Heilungsprozess

Um gesund zu werden, ist es offenbar günstig, wenn man ein möglichst umfassendes Verständnis vom Heilungsprozess hat, d.h. wenn einem bewusst ist, dass dieser Vorgang ziemlich komplex ist und sich immer auf mehreren

Ebenen abspielt: mindestens der körperlichen, der emotionalen, der geistigen und der sozialen Ebene (wir sprachen bereits davon).

Man sollte sich bewusst sein, dass **alle** Ebenen des Heilungsgeschehens wichtig sind und dass sie sich gegenseitig beeinflussen, d.h. dass sie letztlich nicht voneinander zu trennen sind – das heißt „ganzheitlich".

Man sollte sich auch immer daran erinnern, dass Heilung immer von innen kommt und dass man sie nicht „machen" kann.

Wenn man das Ganze so sieht, dann ist einem auch klar, dass wirkliche Heilung eine ganze Menge Zeit und Geduld braucht und dass evtl. außer der medizinischen Behandlung auch jahrelange „Seelenarbeit" dazu nötig ist.

Die gesamte Persönlichkeit eines Menschen, seine Lebensgeschichte, seine Lebenserfahrungen und der aktuelle Kontext, in dem er lebt, können eine bedeutsame Rolle für den Heilungsprozess spielen.

Und wir können weder die medizinische Behandlung vom Krebsgeschehen trennen noch unsere seelischen Reaktionen auf die Erkrankung (wie z.B. unsere Angst, Verzweiflung, Depression usw.). All das gehört untrennbar zum „Krebs", und es gehört entsprechend zum Heilungsprozess.

Glauben Sie also bitte nicht, dass Ihr Heilungsprozess abgeschlossen wäre, wenn Sie das Krankenhaus verlassen haben und Ihre medizinische Behandlung abgeschlossen ist. Das wäre ein tragischer Irrtum.

4.5 Einsicht in Stresszusammenhänge und ein veränderter Umgang mit Stress

Dies ist ein sehr wesentlicher Punkt, denn die Forschung hat immer wieder gezeigt, dass chronischer Stress unser Immunsystem belasten und schädigen kann und daher indirekt krebsfördernd ist.

Andererseits haben wir heute eine Menge Techniken zur Stressreduktion zur Verfügung, die man erlernen kann. Am Stress kann man also eine Menge ändern, selbst wenn man der eigentlichen Stressquelle vielleicht nicht entgehen kann.

Es ist deshalb eminent wichtig, dass Sie Ihren persönlichen Lebenszusammenhang daraufhin untersuchen, wie es bei Ihnen mit Stresszusammenhängen aussieht (und auch in der näheren Vergangenheit aussah), speziell den seelischen Dauerbelastungen, denn diese sind für unser Immunsystem entscheidend (kurzfristig können wir enorme Mengen an Stress verkraften, ohne dadurch am Immunsystem Schaden zu nehmen).

Solche psychosozialen Stressoren können gravierende Lebensereignisse sein, wie z.b. eine Scheidung, der Tod eines nahen Angehörigen oder Freundes, der Verlust einer Arbeitsstelle, aber auch weniger dramatische Ereignisse, wie z.b. die Konfrontation mit einem neuen Vorgesetzten oder der Umzug in eine andere Wohngegend oder sogar nur in ein neues Büro.

Es können (leider) auch Ereignisse sein, die zwar schon weit zurückliegen, aber seelisch nicht verarbeitet wurden (wie z.b. ein wesentlicher Verlust, den man nicht genügend betrauert hat) oder die einem gar nicht als „stressig" bewusst geworden sind. Sie sehen, hier wird die Geschichte mit dem Stress schon diffizil, und es könnte gut sein, dass Sie an diesem Punkt professionelle Hilfe brauchen, um damit wirklich weiterzukommen, denn oft kann man alleine den Stress nicht genügend klar „sehen" und hat erst recht nicht die Möglichkeiten, ihn zu eliminieren oder wenigstens zu reduzieren, indem man anders mit ihm umgeht. Dafür müssen einem oft andere Menschen erst die Augen öffnen.

Es ist also gut, wenn Sie Ihre Lebenssituation eingehend mit jemand anders (z.B. einem Psychotherapeuten) erörtern, um auch „verborgenen" Stress aufzudecken und sich neue Möglichkeiten zu eröffnen, wie Sie mit den stressigen Situationen umgehen können. Auch hier müssen Sie ganz individuell angepasste Lösungen finden, denn Stress ist hochsubjektiv: Was für den einen Menschen eine Kleinigkeit ist, kann den anderen massiv stressen. Deshalb gibt es keine für alle gültigen Lösungen, keine allgemeinen „Rezepte".

Alle Psychoonkologen, die ich kenne, nehmen die Auseinandersetzung mit dem Stress sehr wichtig. Z.B. widmet Harold H. Benjamin in seinem schönen Buch „Chancen gegen Krebs" (Benjamin, 2002) sehr viel Aufmerksamkeit der Frage, wie Sie im Kampf um Ihre Gesundung den „Stress ins Visier" nehmen können. Ich fasse mich deshalb hier kurz und verweise Sie auf dieses und andere Bücher, in denen Sie eine Menge konkreter Hilfen zu diesem Thema finden werden. Ich wünsche Ihnen viel Erfolg bei dieser Arbeit und bei Ihrem neuen Umgang mit dem Stress in Ihrem Leben.

4.6 Soziale Unterstützung durch wesentliche Beziehungen

Wer sozial isoliert ist, hat bei Erkrankungen ein nahezu doppeltes Sterberisiko. Das ist eine wissenschaftlich erhärtete Tatsache.

Positiv formuliert bedeutet das: Ein soziales Netz mit einigen wesentlichen Beziehungen reduziert das Sterberisiko und hilft, die Erkrankung zu überwinden und wieder gesund zu werden. Der Faktor „soziale Unterstützung" ist als förderlich für einen günstigen Krankheitsverlauf wissenschaftlich erwiesen, wenn wir auch im Einzelnen noch nicht so genau wissen, wie das funktioniert. Es scheint so zu sein, dass die emotionale Unterstützung und Begleitung während der Erkrankung durch einen nahe stehenden Menschen besonders förderlich und wesentlich ist (meist ist das der Lebenspartner oder eine gute Freundin/ein guter Freund). Sollten Sie sozial ziemlich isoliert sein und niemanden haben, der für diese wichtige Rolle in Ihrem Heilungsprozess infrage kommt, dann zögern Sie bitte nicht, dafür einen freundlich-unterstützenden und einfühlsamen Psychotherapeuten in Anspruch zu nehmen. Spielen Sie nicht den Helden, indem Sie meinen, Sie müssten da jetzt allein durch. Ich weiß, unsere Gesellschaft ist irrsinnig verliebt in solche Helden, aber komischerweise sterben Helden meist – den „Heldentod".

Wie sagte schon der Prediger Salomo so schön: „Ein lebendiger Hund ist besser als ein toter Löwe." Recht hat er.

4.7 Die Fähigkeit, Gefühle wahrzunehmen und auszudrücken (insbesondere auch die unangenehmen Gefühle wie Trauer, Ärger, Zorn, Hass, Neid, Angst usw.)

Auch dies ist ein Faktor, der wissenschaftlich erhärtet ist und in vielen Untersuchungen immer wieder zum Ausdruck kommt. Schon vor mehr als 30 Jahren haben die psychosomatischen Krebsforscher Bahnsson und Kissen auf diese Zusammenhänge hingewiesen: Wer seine Gefühle nicht unterdrückt, verdrängt oder verleugnet, sondern sie differenziert wahrnehmen und ausdrücken kann, hat bessere Aussichten auf einen günstigen Krankheitsverlauf.

„Heilung" geschieht eben auch in unseren Gefühlen, und unsere Gefühle haben großen Einfluss auf die Funktionsweise unseres Immunsystems. Diese Zusammenhänge machen die Bedeutsamkeit dieses Faktors verständlich.

Chronisch „negative" Gefühle können unser Abwehrsystem geradezu „lähmen", vor allem, wenn sie nicht ausgedrückt, sondern „reingefressen" werden.

Nun ist es ja leider nicht jedem von uns gegeben, seine Gefühle differenziert wahrzunehmen, und viele von uns (wahrscheinlich die meisten) sind ausdrucksgehemmt. Wir leben in einer Kultur, die die Vernunft sehr betont und Gefühlen weder viel Platz noch viel Bedeutung einräumt. Ausdruck von Gefühlen wird also nicht gerade gefördert.

Man kann aber (wieder) lernen, seine Gefühle besser wahrzunehmen und sie auch besser auszudrücken. Dafür gibt es eine Menge psychotherapeutische Techniken. Bitte scheuen Sie also nicht den Gang in eine psychotherapeutische Praxis, wenn Sie merken, dass Sie sich mit Gefühlen eher „schwer tun". Der Gang zum Psychotherapeuten könnte sich für Ihre Gesundung lohnen, er könnte Ihre Chancen für einen günstigen Krankheitsverlauf erhöhen.

Alle Psychoonkologen, die ich kenne, legen auf diesen Faktor wert. Ich kann Ihnen nur empfehlen, sich dort weitere Anregungen zu diesem Thema zu holen, z.B. bei Harold H. Benjamin in dem schon erwähnten Buch „Chancen gegen Krebs" oder auch bei Greg Anderson („Der Krebs-Überwinder") sowie Bernie Siegel („Prognose Hoffnung", „Mit der Seele heilen") und bei vielen anderen auch.

4.8 Ein allgemein aktiver und selbst gestalteter Umgang mit der Erkrankung (aktives Coping)

Auch dies ist einer der erwähnten vier psychosozialen Faktoren, die inzwischen gut wissenschaftlich untersucht und überzeugend „bewiesen" sind (siehe Tschuschke, 2002). In der wissenschaftlichen Forschung läuft dieser Faktor unter dem Begriff „Coping". Damit ist der persönliche Umgangs- oder Bewältigungsstil gegenüber der Erkrankung gemeint. Jeder Mensch hat seine persönliche Art, auf die Erkrankung zu reagieren und mit ihr fertig zu werden.

„Günstiges Coping" ist nun ein Umgangsstil, der aktiv, selbstbewusst und selbstbestimmt ist. „Aktiv" umfasst dabei eine Menge verschiedener Verhaltensweisen, Eigenschaften und Reaktionsmuster, wie z.B. den berühmten „Kampfgeist" (fighting spirit). Dies ist eine Form von „Coping", die die wissenschaftliche Literatur sehr beschäftigt hat (und noch beschäftigt). „Aktiv" der Erkrankung begegnen heißt also evtl. auch, ihr „mit Kampfgeist" begegnen. Das bedeutet: mit Zuversicht, Hoffnung, Ausdauer, gutem Mut, mit großem Einsatz und Zähigkeit. Sich von Rückschlägen nicht entmutigen lassen und „harte" Zeiten gelassen überstehen. „Kämpferisch" meint aber nicht „heroisch", verstehen Sie das bitte nicht falsch (siehe dazu den nächsten Faktor: „Annahme der Erkrankung"). „Günstiges Coping" beinhaltet auch, dass man an die Wirksamkeit seines eigenen Handelns glaubt, letztlich, dass man an sich selbst glaubt, dass man eigene Entscheidungen trifft (manchmal auch gegen den Rat der Experten), dass man der eigenen Intuition vertraut und beharrlich und selbstdiszipliniert „am Ball bleibt". Natürlich auch, dass man sich gut informiert, sich beraten lässt, Hilfe suchen und annehmen kann, sich anderen mitteilt, sein soziales Netzwerk nutzt für die eigene Gesundung, dass man Ärzten gegenüber selbstbewusst auftritt und sich traut, Fragen zu stellen, kurz, dass man sich „das Heft nie aus der Hand nehmen" lässt, dass man das Zentrum der eigenen Aktivität bleibt, Initiative ergreift, statt passiv abzuwarten und alles über sich ergehen zu lassen sowie „Opfer" der Erkrankung zu sein.

Greg Anderson hat das schön ausgedrückt, indem er erkannte: „Auch wenn ich Krebs habe, hat der Krebs nicht mich!" Auf Sie selbst kommt es an (natürlich nicht nur, aber auch). Sie sind wichtig für Ihre Gesundung, all Ihre Handlungen, innere und äußere. Es ist nicht egal, wie Sie auf den Krebs reagieren. Seien Sie sich dessen bewusst. Das ist „aktives Coping", und es gibt Ihnen eine zusätzliche Chance, dass Ihre Erkrankung einen günstigen Verlauf nimmt.

Auch zu diesem Faktor werden sie selbstverständlich bei allen Psychoonkologen etwas finden, was Ihnen vielleicht nützlich ist. Ich fasse mich hier wieder kurz und empfehle Ihnen, dann dort (bei anderen) weiter nachzuforschen (dies wäre übrigens schon eine konkrete Form von „aktivem Coping").

4.9 Die Annahme der Erkrankung

Dies ist ein wichtiger Punkt, der leicht missverstanden wird. Die Erkrankung annehmen bedeutet nicht, sich damit abzufinden und zu resignieren (nach dem Motto: „Ist eh alles Schicksal, da kann man nichts machen."). So ist das nicht gemeint. Es geht um etwas anderes.

Die meisten Menschen ballen sofort innerlich ihre Fäuste und kämpfen wie der Teufel **gegen** die Erkrankung, wenn sie hören, sie haben Krebs. Sie gehen dagegen an, sie wollen diese Krankheit nicht haben, sie wollen sie loswerden. Das ist verständlich und menschlich. Sie wollen leben, also kämpfen sie. Was soll daran falsch sein? Der Doktor meint auch, dass Kämpfen gut sei, alle meinen das, man darf sich doch nicht hängen lassen, oder? Und sogar die Psychoonkologen reden viel vom „Kampfgeist".

Diese Art von Kämpfen, das **Dagegen-Ankämpfen**, das ist falsch, nicht das Kämpfen an sich. Ich gebe zu, dass das schwer zu verstehen ist.

Lassen Sie es mich anders sagen: Nach meiner Auffassung ist es sehr wichtig, die Erkrankung zunächst von Grund auf anzunehmen, d.h. zu akzeptieren, dass sie jetzt da ist in Ihrem Leben – auch wenn sie noch so unwillkommen ist.

Wenn man einen Kampf gewinnen will, muss man zunächst die (mögliche) Niederlage akzeptieren. Dann hat man eine Chance. Wenn man den Kampf gewinnen **muss**, ist die Niederlage vorprogrammiert. Verstehen Sie jetzt besser, was ich meine?

Oder anders gesagt: Sinnvoll kämpfen kann man nur „mit" der Erkrankung (nachdem man sie akzeptiert hat) und nicht „gegen" die Erkrankung. Im Krebs steckt meines Erachtens eine Energie, die wir nur transformieren können, aber nicht zerstören. Wir können den Krebs (vielleicht) überwinden, aber wir können ihn nicht „vernichten" (und in diesem Sinne auch nicht „besiegen").

Denken Sie mal darüber nach.

Die Erkrankung annehmen bedeutet auch: sie als einen Teil Ihres Lebens akzeptieren, einen jetzt wichtigen und notwendigen Teil, und es bedeutet, in der Erkrankung nicht nur Leid und Unglück und Kummer und Schmerzen zu sehen, sonder **auch** etwas Sinnvolles, **auch** etwas Gutes.

Für die seelische Seite des Heilungsprozesses ist es nützlich und hilfreich, wenn Sie in der Lage sind, Ihre Erkrankung **auch** (ich betone dieses „auch") als eine sinnvolle Lebenserfahrung zu betrachten und nicht nur als einen „Störenfried", der eigentlich völlig überflüssig ist, „wie ein Kropf". Sie können die Erkrankung dann nämlich seelisch „integrieren" – und das ist ein sehr heilsamer Prozess. Nur wenn Sie bereit sind, die Erkrankung anzunehmen, können Sie sie auch beeinflussen.

Ich hoffe, jetzt ist verständlicher geworden, was mit „Annehmen" gemeint ist.

Sie werden in diesem Buch immer wieder die Erfahrung machen, dass die Psycho-Logik oft nicht so einfach zu verstehen ist und unserer „normalen" Logik manchmal geradezu diametral entgegengesetzt erscheint.

Also bemühen Sie sich bitte, Ihre Erkrankung zunächst als etwas Sinnvolles anzunehmen (bevor Sie wie ein Wilder loskämpfen). **Geben** Sie der Erkrankung einen Sinn in Ihrem Leben. Sehen Sie etwas Gutes darin, etwas, das Ihnen hilft, wieder gesund zu werden, vielleicht gesünder als vorher.

Und dann, danach, können Sie ruhig „mit" der Erkrankung kämpfen, was das Zeug hält. Dann ist Kämpfen angesagt und absolut richtig, denn niemand sagt, dass Sie sich mit dem Kranksein abfinden sollten.

Sie müssen ja nicht unbedingt so weit gehen wie der Radrennfahrer Lance Armstrong, der nach der Überwindung seines metastasierten Hodenkrebses schrieb: „In Wahrheit war der Krebs das Beste, was mir passieren konnte. Ich weiß nicht, warum ich diese Krankheit bekommen habe, aber sie hat bei mir Wunder gewirkt." (Armstrong, 2000)

Aber wenn das ein Mann sagt, der nach seiner Krebserkrankung inzwischen siebenmal die Tour de France gewonnen hat, dann lohnt es sich vielleicht auch für Sie, einmal darüber nachzudenken, was die Erfahrung der Krebserkrankung Ihnen Gutes gebracht hat oder wofür Sie Ihnen nützlich sein könnte.

Welche „Wunder" die Annahme bewirken kann, können Sie besonders schön in dem Erfahrungsbericht von Frau Sanders nachlesen (Sanders, 1997). Sie werden dann vielleicht auch besser verstehen, dass die Annahme der Erkrankung auch etwas damit zu tun hat, dass Heilung „geschehen" kann. Und vielleicht erscheint Ihnen dann die Gesundung von Frau Sanders auch nicht mehr nur als ein „Wunder".

4.10 Die Bereitschaft, Mitverantwortung für die eigene Gesundung zu übernehmen

Um gleich einem (leider immer noch weit verbreiteten) Missverständnis vorzubeugen: Niemand behauptet, dass Sie selbst an Ihrer Erkrankung „schuld" seien (ich habe diese Ansicht noch bei keinem Psychoonkologen und keinem ernst zu nehmenden Fachmann gefunden)! Das wäre meines Erachtens absoluter und geradezu gemeingefährlicher Unsinn. Lassen Sie sich das bitte von niemandem einreden, und vor allem glauben Sie das bitte nicht selber – aus irgendeinem diffusen Schuldgefühl heraus! Es gibt unzählige Ursachen für Krebs, und man kann sich nicht gegen Krebs schützen, indem man sich „richtig" oder „vernünftig" verhält. Und selbst wenn Sie vielleicht „unvernünftig" waren und z.B. geraucht haben, sollten Sie sich deshalb nicht schuldig fühlen an Ihrer Erkrankung. Schuldgefühle ändern ja nichts mehr daran, dass Sie durch das Rauchen vielleicht Ihr Erkrankungsrisiko erhöht haben. Was geschehen ist, ist geschehen, das können Sie nicht mehr ändern. Schuldgefühle sind deshalb – gelinde gesagt – „unproduktiv", weniger gelinde gesagt: Sie vergiften Ihr Innenleben – und denken Sie immer daran: Von dort kommt die Heilung!

Es geht hier nur darum, dass Sie bereit sind, aktiv an Ihrer Gesundung mitzuarbeiten und in diesem Sinne für Ihre **Gesundung** eine Mitverantwortung zu übernehmen (nicht für Ihre **Erkrankung**)! (Das könnte z.B. heißen: Handeln Sie **jetzt** verantwortlich und hören Sie auf zu rauchen!)

Mitverantwortung für die eigene Genesung zu übernehmen bedeutet die innere Einstellung zu entwickeln: „Es kommt **auch** auf mich selber an, dass ich wieder gesund werde!" Es kommt nicht nur darauf an, dass Ihre Ärzte Sie fachgerecht behandeln, und auch nicht nur darauf, dass Sie schön brav das tun, was die Ärzte Ihnen sagen. Alle Ihre Reaktionen auf die Erkrankung, Ihr persönlicher Umgangsstil, Ihre „Bewältigungsstrategie" (siehe Punkt 4.8) sind wichtig und können zum Heilungsprozess beitragen. Und vergessen Sie nicht: Heilung kommt letztlich von innen. Nur Sie selbst können letztlich „heil" werden, nur Sie selbst können den Krebs überwinden – alle anderen können Ihnen nur dabei helfen!

Entwickeln und fördern Sie also bitte Ihre Verantwortungsbereitschaft. Übernehmen Sie Mit-Verantwortung. Handeln Sie verantwortungsbewusst. Sie entscheiden! Glauben Sie nicht, jemand anders könnte Sie wieder gesund machen, und verfallen Sie nicht in eine schicksalsergebene Apathie.

4.11 Die Suche nach einem ganz persönlichen, ganz individuellen Weg durch die Erkrankung

Dieser Punkt bedeutet nicht mehr und nicht weniger als das: Nehmen Sie sich selbst als Individuum ernst (genug)! Sie sind wirklich und buchstäblich „einmalig", Sie sind ein „besonderer" Mensch, niemand anders ist so wie Sie. Sie haben gewisse „Eigenheiten" – und die gilt es, auf dem Weg durch die Erkrankung zu berücksichtigen. Und erst einmal müssen Sie das selber tun – damit es dann (bitte schön) auch die anderen tun.

Sie müssen sich also selbst mit diesen „Eigenheiten" vertraut machen, sich selbst besser und genauer kennen lernen. Sie müssen darauf achten, was Ihnen gefällt und nicht gefällt, was zu Ihnen passt und nicht passt, was Sie tun wollen und was Sie nicht tun wollen.

Dann werden Sie allmählich auch herausfinden, wie Ihr spezieller Weg durch die Krebserkrankung aussehen könnte und sollte, und werden immer klarer diesem Weg folgen (der nur **Ihr** Weg ist). Sie werden bei allen Entscheidungen, die Sie zu treffen haben (auch den allerkleinsten), Ihre Individualität berücksichtigen und in der Art Ihrer Entscheidung zum Ausdruck bringen – und damit nützen Sie Ihrem Heilungsprozess.

Nach all meiner Erfahrung, die ich in 15 Jahren mit krebskranken Menschen gesammelt habe, gibt es hier keine Lösungen „von der Stange", es gibt keine „Patentrezepte", die für **alle** Gültigkeit hätten. Hier gibt es nur „maßgeschneiderte" Lösungen, nur **Ihre höchstpersönliche** Lösung.

Sie können deshalb auch nicht einfach die Lösungen übernehmen, die andere für sich gefunden haben (was nicht ausschließt, dass Sie dies und das von anderen lernen können). Jedenfalls haben Sie dann die besten Aussichten auf Erfolg, wenn Sie den Weg durch diese Erkrankung finden, der am besten zu Ihnen passt. Diesen ganz besonderen Weg müssen Sie selbst entdecken, das kann Ihnen keiner abnehmen.

Natürlich heißt das nicht, dass Sie sich nicht dabei helfen und beraten lassen können. Natürlich können Sie das (und bitte machen Sie Gebrauch davon!). Aber behalten Sie immer im Auge: Keiner kann Sie so gut kennen wie Sie sich selbst. Und auf **Sie** kommt es an. Die letzte Entscheidung treffen immer **Sie**!

Lassen Sie sich also nicht in irgendein Schema pressen. Trauen Sie sich, Ihre „Eigenart" zum Ausdruck zu bringen und auch von anderen zu verlangen, dass Ihre „Besonderheit" berücksichtigt wird – auch wenn das anderen manchmal lästig ist. Es geht hier schließlich um **Ihr** Leben! Haben Sie den Mut, auch zu Entscheidungen zu stehen, die Ihren Ärzten (oder anderen Experten) oder Ihren Familienangehörigen nicht gefallen. Stehen Sie unverbrüchlich zu sich selbst, und finden Sie heraus, was für **Sie** richtig ist, Ihre persönliche Wahrheit. Erlauben Sie sich, „originell" zu sein, im besten Sinne des Wortes.

Jemand hat einmal gesagt: „Wir werden alle als Originale geboren – aber die meisten sterben als Kopien." Originale haben bessere Aussichten auf einen günstigen Krankheitsverlauf.

Ich möchte Ihnen deshalb auch noch einmal empfehlen, alles, was ich hier schreibe und Ihnen ans Herz lege, genau daraufhin zu überprüfen, was davon für **Sie** brauchbar und nützlich ist, für Sie ganz persönlich. Und bitte schmeißen Sie auch meine (gut gemeinten) Empfehlungen beherzt über Bord, wenn sie für **Sie** nicht passen.

Sie sehen, dass ich diesen Punkt sehr wichtig nehme, denn nach meiner persönlichen Überzeugung ist dies einer der wirksamsten Faktoren für die persönliche Einflussnahme auf den Krankheitsverlauf (diese Überzeugung beruht auf meinen persönlichen Erfahrungen, ist aber bisher nicht wissenschaftlich gesichert).

4.12 Ein veränderter Umgang mit Zeit

„Wir haben nur die Zeit, die wir uns nehmen", hat mal einer gesagt, der offenbar tief über unseren Umgang mit Zeit nachgedacht hat.

Der Umgang mit Zeit erscheint mir ein wichtiger Faktor im Heilungsprozess. Alle Patienten, mit denen ich gearbeitet habe, haben ihren Umgang mit der Zeit verändert. Sie haben sich mehr Zeit für sich selbst genommen, mehr Zeit mit ihrem Partner oder guten Freunden verbracht oder sich endlich für etwas Zeit genommen, was sie eigentlich schon lange tun wollten. Viele haben sich mehr Zeit gelassen, sind ruhiger und langsamer geworden. Die meisten sind viel bewusster mit ihrer Zeit umgegangen und haben der Zeit mehr Wertschätzung entgegengebracht. Viele haben ihre Verwendung der Zeit geändert und andere Prioritäten gesetzt.

Heutzutage ist Zeit ja ein Luxus geworden, eine Mangelware. Keiner hat mehr Zeit, und das Leben hat allgemein einen hektischen Zug bekommen. Die Erkrankung stellt Sie vor die Wahl: entweder mit Ihrer Zeit weiter so (hektisch) umzugehen wie bisher (dann haben Sie wahrscheinlich etwas schlechtere Karten, wieder gesund zu werden) oder aber Ihren persönlichen Umgang mit der Zeit zu verändern, d.h. bewusster und „humaner" mit Ihrer Zeit umzugehen (und dann haben Sie vielleicht etwas bessere Aussichten auf einen guten Krankheitsverlauf).

Die moderne Biologie (genauer gesagt: die Chrono-Biologie) hält die Krebserkrankung im Wesentlichen für eine Zeit-Krankheit, eine biologische „Rhythmus-Erkrankung", wie die Chrono-Biologen sagen. „Man wusste noch nie so viel über biologische Rhythmen, und doch wurde nie zuvor in der Geschichte so rücksichtslos dagegen verstoßen", schreibt der Wissenschaftsjournalist Joseph Scheppach in seinem Buch „Leben im Einklang mit der inneren Uhr". Wir leben in einer Zeit extremer Beschleunigung, die unsere natürlichen Rhythmen weitgehend zerstört hat. Wir stehen kurz vor einem allgemeinen Rhythmus-Infarkt, so weit haben wir es schon gebracht (biologisch gesehen).

Wussten Sie schon, dass Frauen, die wegen Brustkrebs operiert werden müssen, ein nur etwa halb so großes Rezidiv-Risiko haben, wenn sie in der zweiten Hälfte ihrer Periode (d.h. zwischen dem 14. und 28. Tag) operiert werden statt in der ersten Hälfte? Dies ist ein klares Ergebnis chrono-biologischer Forschung im Bereich der Krebserkrankung. Wir wissen das seit 1993. Aber fragen Sie mal nach, welches Krankenhaus seine OP-Termine tatsächlich nach dieser Erkenntnis ausrichtet! Sie bekommen dann einen realistischen Eindruck davon, wie ignorant unsere Gesellschaft mit dem Phänomen Zeit umgeht. Wir wissen inzwischen auch, dass die Chemotherapie meist sehr viel besser wirkt und besser vertragen wird, wenn sie zur chrono-biologisch optimalen Tageszeit verabreicht wird. Sie können auch hier denselben Test machen, welche Klinik sich nach diesen Erkenntnissen richtet.

Wenn Ihnen also an Ihrer Gesundheit liegt, dann ändern Sie bitte **selbst** Ihren Umgang mit Zeit. **Lassen** Sie sich vor allem mehr Zeit. Und **nehmen** Sie sich mehr Zeit für sich selbst und für die Dinge, die Ihnen wirklich am Herzen liegen. Überprüfen Sie Ihren Umgangsstil mit der Zeit. Wofür verwenden Sie den größten Teil Ihrer Zeit? Geraten Sie leicht in Hetze und Hektik? Ist Ihr Tagesrhythmus einigermaßen am Hell-dunkel-Rhythmus des Tageslichts orientiert? (Das ist chrono-biologisch unsere wichtigste Grundorientierung.)

Anregungen für diesen veränderten Umgang mit der Zeit können Sie bei vielen Psychoonkologen finden (z.B. bei Carl O. Simonton, 1993), oder Sie bearbeiten dieses Thema mit einem persönlichen „Coach", am besten einem erfahrenen Psychotherapeuten. Ich wünsche Ihnen viel Erfolg bei der „Entschleunigung".

4.13 Eine wesentliche spirituelle Überzeugung und Praxis

Auch dieser Punkt wird häufig missverstanden. Sie müssen nicht an „Gott" glauben oder an ein „ewiges Leben" oder jetzt Buddhist werden. Spiritualität hat nichts mit religiösen „Glaubensbekenntnissen" zu tun (gleich, welcher Art).

Ich hatte z.B. einen Patienten mit Darmkrebs. Er glaubte an die Natur, und er liebte die Natur. Er hatte einen Schrebergarten und einen Hund, und er beobachtete das Werden und Vergehen in der Natur mit ehrfürchtigem Staunen. Das war seine „natürliche" Spiritualität, seine „Ehrfurcht vor dem Leben" (wie Albert Schweitzer das einmal so schön gesagt hat).

Mit „spirituellen Überzeugungen" sind hier einfach grundlegende Dinge gemeint, an die wir persönlich glauben, Grundwerte, an denen wir unser

Leben ausrichten und grundlegende Einsichten in den Sinn und das Wesen der Existenz. Das können natürlich auch religiöse Glaubensinhalte sein, müssen es aber nicht.

Schauen Sie also einfach, woran Sie persönlich ernsthaft glauben und glauben können in Ihrem Leben. Überprüfen Sie die persönlichen Werte, an denen Sie Ihr Leben orientieren. Machen Sie sich diese Werte bewusst, und pflegen Sie sie bewusst. Darum geht es hier.

Und spirituelle Überzeugungen erkennt man immer an einer bestimmten Lebenspraxis. Spiritualität ist eine sehr praktische Angelegenheit. Jemand, der „Ehrfurcht vor dem Leben" hat (wie mein oben erwähnter Patient), wird das Leben in all seinen Erscheinungsformen respektieren und sich entsprechend verhalten. Das heißt: Man merkt seine Überzeugung an seinem praktischen Verhalten im alltäglichen Leben – das ist Spiritualität. (Erich Kästner hat so treffend gesagt: „Es gibt nichts Gutes, außer man tut es.")

Und eine spirituelle Praxis weist immer über den eigenen Bauchnabel hinaus. Das kann ein Engagement in einer Müttergruppe sein oder bei „amnesty international", der Vertrieb biologisch angebauter Nahrungsmittel oder die private Fürsorge für einen alten Menschen. Es ist also gar nichts Sensationelles oder „Besonderes". Aber es könnte für Ihre Gesundung wichtig sein, dass Sie irgendetwas tun, was über Ihre unmittelbaren eigenen Interessen hinausgeht und anderen dient.

Laotse schreibt (im Tao-Te-King) über den Weisen: „Weil er sein Selbst vergisst, kann er sein Selbst finden", und der japanische Zen-Meister Dogen hat es ähnlich formuliert, indem er schrieb: „Uns selbst zu ergründen bedeutet, uns selbst zu vergessen." In der modernen psychologischen Sprache würden wir sagen: Wir müssen unser „Ich" vergessen, um unser „Selbst" zu finden. Und aus dem „Selbst" kommt die Heilung, denn das „Selbst" repräsentiert das Ganze, das „Ich" das Partielle. Wir finden diese Aussage in vielen Variationen in allen großen spirituellen Traditionen der Welt (auch der christlichen).

Ein schönes Beispiel, was das konkret bedeuten kann, gibt Robert Pirsig in seinem bekannten Buch „Zen und die Kunst ein Motorrad zu warten". Er schreibt dort über den Unterschied zwischen „ichbezogenem" und „ichlosem" Besteigen eines Berges:

„Dem ungeübten Beobachter erscheinen vielleicht ichbezogenes Bergsteigen und ichloses Bergsteigen als ein und dasselbe. Obwohl grundverschieden, setzen beide Bergsteiger einen Fuß vor den anderen. Beide atmen im selben Rhythmus ein und aus. Beide machen Rast, wenn sie müde sind. Beide gehen weiter, wenn sie sich ausgeruht haben. Aber welch ein Unterschied! Der

*ichbezogene Bergsteiger ist wie ein falsch eingestelltes Gerät. Er setzt seinen Fuß einen Augenblick zu früh oder zu spät auf. Er übersieht wahrscheinlich, wie schön das Sonnenlicht in den Bäumen spielt. Er geht immer noch weiter, wenn die Unsicherheit seiner Schritte schon anzeigt, dass er müde ist. Er macht zu wahllosen Zeiten Rast. Er schaut den Weg hinauf, um zu sehen, was ihn erwartet, auch wenn er es schon weiß, weil er eine Sekunde zuvor schon einmal hinaufgeschaut hat. Er geht zu schnell oder zu langsam für die herrschenden Bedingungen, und wenn er redet, spricht er unweigerlich von anderswo, von etwas anderem. Er ist hier und ist doch nicht hier. Er lehnt sich auf gegen das ‚Hier', ist unzufrieden damit, möchte schon weiter oben sein, doch wenn er dann oben ist, ist er genauso unzufrieden, weil eben jetzt der Gipfel das ‚Hier' ist. Worauf er aus ist, was er haben will, umgibt ihn auf allen Seiten, aber das will er nicht, **weil** es ihn auf allen Seiten umgibt. Jeder Schritt ist eine Anstrengung, körperlich wie geistig-seelisch, weil er sich sein Ziel als äußerlich und weit weg vorstellt." (Pirsig, 2001, S. 223)*

Alle krebskranken Menschen, mit denen ich gearbeitet habe, hatten irgendeine „tiefe" Überzeugung, nach der sie ihr Leben ausrichteten, oder haben diese Überzeugung im Verlauf der Auseinandersetzung mit ihrer Erkrankung entwickelt. Man könnte sagen, die Erkrankung „fragt" nach unseren Grundwerten, nach unseren spirituellen Überzeugungen.

Schauen Sie also, was für eine Praxis für Sie persönlich „stimmig" wäre, und richten Sie Ihr Leben evtl. nach neuen Grundwerten aus, nach dem, was für Sie persönlich wirklich etwas bedeutet und wirklich wichtig ist.

Zu diesem Punkt kann auch gehören, dass Sie altgewohnte religiöse Überzeugungen über Bord werfen, weil Sie bei näherem Hinsehen entdecken, dass diese Überzeugungen lebensfeindlich sind und Ihnen und Ihrer Gesundheit eher schaden als nützen. Der Psychoonkologe Carl Simonton empfiehlt in seinem Buch „Auf dem Wege der Besserung" ein einfaches Verfahren, um seine spirituellen Überzeugungen daraufhin zu überprüfen, ob sie Ihre Gesundheit fördern oder ihr schaden, denn leider gibt es auch religiöse Überzeugungen und Grundhaltungen, die ziemlich gesundheitsschädlich sind (Carl O. Simonton, 1993). Räumen Sie im Rahmen Ihrer persönlichen Auseinandersetzung mit Ihrer Erkrankung auch einmal in Ihrer inneren „Rumpelkammer" auf, und entsorgen Sie den „Sperrmüll", der sich evtl. in Ihrer Seele über Jahre und Jahrzehnte angesammelt hat. Wenn Sie gesund werden wollen, können Sie sich diesen „Müll" nicht mehr leisten und sollten zusehen, dass Sie ihn loswerden. Denn zur Gesundheit gehören auch „gesunde" spirituelle Überzeugungen.

Und spirituell „gesund" ist nicht der Mensch, der einer Religion **anhängt**, sondern der religiös **ist**. Spirituell „gesund" ist nicht der Mensch, der an Gott **glaubt**, sondern der das Göttliche in seinem Leben **verwirklicht**. Denken Sie immer daran: Jesus war kein „Christ", und Buddha war kein „Buddhist", das sollte uns zu denken geben!

„Glaube ist der Trick, mit dem der abendländische Mensch es fertiggebracht hat, ‚religiös' und dennoch rational zu sein." Das schreibt Joachim Ernst Berendt, einer der großen, wahrhaft religiösen Menschen unserer Zeit (Berendt, 1996).

Entdecken Sie also wieder Ihre natürliche Religiosität, die „Intelligenz Ihres Herzens"! Vergessen Sie Ihre Religion, und werden Sie wieder ein religiöser Mensch!

Ich halte es für keinen Zufall, dass zwei der erfahrensten Psychoonkologen (Carl O. Simonton und Lawrence Leshan) in ihren neueren Büchern gerade diesem Faktor verstärkte Aufmerksamkeit gewidmet haben. Sie finden dort (und auch bei den anderen Psychoonkologen, die ich in diesem Buch zitiere) eine Menge weiterer Anregungen zu diesem Faktor „spirituelle Überzeugung und Praxis".

4.14 Überprüfung und Veränderung der persönlichen Prioritätenliste

Wir alle haben Vorstellungen davon, was uns im Leben wichtig ist, was weniger wichtig ist und was uns unwichtig erscheint – diese innere Rangordnung, das ist die persönliche Prioritätenliste.

Wenn man an Krebs erkrankt, ist es sehr ratsam, sich diese innere Prioritätenliste bewusst zu machen (hier kann wieder der psychotherapeutische Fachmann helfen) und sie dann neu zu gestalten, d.h. evtl. ganz andere Dinge an die vordersten Stellen der Liste zu setzen als bisher.

Eine Krebskranke beschrieb die wichtigste Veränderung in ihrem Leben, nachdem sie erkrankt war, mit den Worten: „Ich habe gelernt, mich selbst an die erste Stelle zu setzen."

Andere nehmen es jetzt vielleicht wichtiger, täglich spazieren zu gehen oder endlich eine Reise zu machen, die sie schon lange machen wollten, aber immer wieder verschoben haben. Wieder andere möchten sich mehr Zeit nehmen für ihre Kinder oder für ihren Lebenspartner oder für die Gartenarbeit. Wieder andere finden es auf einmal sehr wichtig, regelmäßig jeden Tag zu meditieren oder Visualisierungsübungen zu machen oder einem Hobby (z.B. dem Angeln) öfter nachzugehen, das bisher immer irgendwie zu kurz gekommen ist.

All dies (und noch vieles andere mehr) ist gemeint mit der Veränderung der Prioritätenliste.

Schauen Sie sich Ihre bisherige Prioritätenliste an: Wofür haben Sie bisher die meiste Zeit in Ihrem Leben verwendet? Was war für Sie am wichtigsten? Was kam zuerst dran und was erst unter „ferner liefen"? Und wofür wollen Sie in Zukunft Ihre Zeit verwenden? Ergründen Sie genau Ihre persönlichen Wünsche und Bedürfnisse, und tun Sie das ehrlich und mit großem Ernst. Seien Sie sich dabei auch bewusst, dass sie vielleicht eine eingeschränkte Lebensperspektive haben (durch die Erkrankung), d.h. dass Sie vielleicht nicht mehr so viel Lebenszeit zur Verfügung haben, wie Sie ursprünglich vermutet hatten. Lassen Sie sich dabei helfen (auch vom Partner, von Freunden oder Verwandten), wenn Sie alleine damit nicht weiterkommen.

Dieser Faktor ist meines Erachtens sehr, sehr wichtig, denn er entscheidet langfristig über Ihre innere Zufriedenheit mit dem Leben, das Sie leben. Nur Verpflichtungen nachzukommen oder dem Geld hinterherzulaufen macht unsere Seele nicht satt. („Der Mensch lebt nicht vom Brot allein.") Und diese innere Zufriedenheit ist wiederum ein wichtiger „Motor" unseres Immunsystems und unserer Selbstheilungskräfte allgemein.

Und solange Sie noch am Leben sind, können Sie **neue** Prioritäten setzen. Sie **müssen** nicht so weitermachen wie bisher. Lassen Sie sich diese Chance nicht entgehen. Es könnte wesentlich zu Ihrer Gesundung und einem günstigen Krankheitsverlauf beitragen.

4.15 Visualisierung des eigenen Gesundungsprozesses

Es scheint uns zu helfen, wenn wir uns unseren persönlichen Weg zur Gesundung in konkreten Bildern vorstellen.

Sie könnten sich z.B. in Ihrer Phantasie ausmalen, wie Sie wieder gesund sind und in Ihrem Leben den Aktivitäten nachgehen, die Sie am meisten mögen (auch wenn Sie das vielleicht krankheitsbedingt im Moment nicht können). Sie könnten sich auch verschiedene „Stationen" Ihres Gesundungsweges ganz konkret vorstellen, von jetzt an bis zu Ihrer völligen Gesundung. Diesen Prozess nennt man „Visualisierung". Sie sehen, das ist gar nichts Besonderes oder Aufregendes.

Es gibt nun natürlich Fachleute, die haben das „professionalisiert", haben eine „Methode" daraus gemacht, das Verfahren standardisiert und meist auf Audio-Cassetten oder CDs veröffentlicht. Da gibt es dann bestimmte Vorstellungsübungen, die – meist mit Entspannung kombiniert – in eine sinnvolle Anordnung zueinander gebracht und mit klaren Anweisungen verbunden sind. All das können Sie natürlich zu Hilfe nehmen, sich beraten lassen und das für Sie persönlich passende Visualisierungsverfahren auswählen.

Aber die grundlegende Arbeit (die für unser Immunsystem offenbar immens nützlich ist) ist immer wieder die, sich die eigene Gesundung, den ganzen Prozess der Genesung bildlich vorzustellen, möglichst sinnenfroh und detailliert.

„Innere Bilder" wirken offenbar (zumindest bei den meisten Menschen) besonders intensiv auf unser Immunsystem. Die amerikanische Forscherin Jeanne Achterberg hat diese Zusammenhänge intensiv erforscht, der Psychoonkologe Carl O. Simonton ist einer der Pioniere der Visualisierung und wurde schon vor 30 Jahren dadurch berühmt. Die Ergebnisse der Forschungsarbeit der Psychoneuroimmunologie (PNI) bestätigen diesen Ansatz immer mehr, und man findet ihn heute fast bei jedem modernen Psychoonkologen (z.B. außer bei Simonton auch bei Bernie Siegel, Mathias Hartmann und Harold H. Benjamin).

In mehreren psychoonkologischen Interventionsstudien aus den letzten zehn Jahren konnte nachgewiesen werden, dass ein Übungsprogramm, das im Wesentlichen in der Kombination von Progressiver Muskelentspannung (eine bekannte Entspannungsmethode) und Angeleiteter Imagination (Guided Imagery – eine Form von Visualisierungsübung) bestand, deutlich die Immunwerte der krebskranken Testpersonen verbesserte.

Es könnte sich also auch für Sie lohnen, wenn Sie das mal ausprobieren. Auch hier können die Fachleute (speziell die Psychotherapeuten) Ihnen weiterhelfen, das Richtige für Sie herauszufinden und Ihnen zu zeigen, wie man das praktiziert.

4.16 Schöpferisch tätig sein (in irgendeinem Bereich)

Der Künstler Man Ray hat einmal gesagt: „Ich habe keine Probleme, ich habe Lösungen." Das mag zwar etwas übertrieben und arrogant klingen, zeigt aber doch etwas auf, was offenbar für kreative Menschen typisch ist: Sie sind an **Lösungen** interessiert.

Vielleicht ist das ein Grund dafür, dass „Kreativität" offenbar ein nützlicher Faktor im Umgang mit der Krebserkrankung ist.

„Kreativ" oder „schöpferisch" tätig sein kann man dabei auf tausend verschiedene Arten, und das muss nun beileibe nicht heißen, dass Sie anfangen sollen, zu malen oder einen Töpferkurs zu besuchen (obwohl beides natürlich auch sehr schön sein kann). Aber „schöpferisch" tätig sein kann man auch beim Kochen, beim Reden, beim Spielen, beim Musizieren oder Singen, beim Verfassen eines Textes, beim Bauen eines Hauses oder beim Einrichten oder Umräumen eines Zimmers. Man kann im Berufsleben „kreativ" sein oder in der Liebe oder bei seinem Hobby, beim Meditieren, beim Kindererziehen oder bei der Gartenarbeit (die Möglichkeiten sind unbegrenzt).

Das Entscheidende dabei ist, dass Sie etwas „Kreatives" tun, das zu Ihnen als Person „passt", das für Sie Sinn macht, das Ihnen Spaß macht und Erfüllung bringt und das Ihnen persönlich „liegt".

Finden Sie so etwas, und tun Sie's. Auch wenn Sie vielleicht anfänglich Bedenken haben und meinen, Sie könnten so was nicht. Probieren Sie etwas aus, vielleicht auch verschiedene Sachen. Geben Sie nicht so schnell auf. Es könnte sich lohnen – für Ihre Gesundheit.

4.17 Zum Vergleich: Die Listen anderer Experten

Andere Autoren haben ähnliche Merkmale gefunden wie ich, z.B. Kenneth Pelletier, der Menschen mit ungewöhnlich günstigen Krankheitsverläufen psychologisch untersuchte. Er berichtet über folgende gemeinsame charakteristische Merkmale seiner Patienten:
1. tief greifende psychische Veränderungen durch Meditation, Gebet oder andere spirituelle Praktiken;
2. tief greifende interpersonelle Veränderungen – als Folge davon: Verbesserung ihrer Beziehungen zu anderen Menschen;
3. veränderte Ernährung;
4. ein ausgewogenes Gefühl für die spirituellen und materiellen Aspekte des Lebens;
5. das Bewusstsein, dass ihre Genesung weder ein Geschenk noch eine spontane Remission darstellt, sondern nach einem langen harten Kampf erzielt wurde, den sie für sich selbst gewonnen haben.

(Zitiert nach Bernie Siegel: „Prognose Hoffnung", S. 246.)

In PSYCHOLOGIE HEUTE vom Mai 1998 wurde aus den Krebsstudien von Helm Stierlin und Ronald Grossarth-Maticek (siehe meine kleine Literaturliste) eine Liste von „günstigen" und „ungünstigen" Erlebnis- und Verhaltensvariablen bei Krebspatienten veröffentlicht. Die Liste der „günstigen" Variablen sah so aus:
1. Regelmäßige Bewegung
2. Gesunde Ernährung
3. Erlebnis- und emotionsbetonte, auf Heilung ausgerichtete Religion/ Meditation
4. Soziale Anerkennung und Integration
5. Selbstständigkeit
6. Ausgeprägte Selbstregulation
7. Innerlich ausgeglichen
8. Anhaltendes Wohlbefinden
9. Immer wiederkehrende euphorische Zustände
10. Ausgeprägter Lebenswille und Lebensfreude
11. Gefühl der Eigenkompetenz in der Krankheitsbewältigung
12. Starke Überzeugung, dass Heileffekte ausschließlich aus einer Ursache resultieren
13. Krankheit wird als Chance und als Anlass zu radikaler Umorientierung in Verhalten und Einstellung gesehen
14. Aufgrund des allgemeinen Wohlbefindens wird die Krebserkrankung als überflüssig empfunden
(Zitiert nach PSYCHOLOGIE HEUTE, 5/1998.)

Caryle Hirshberg und Marc Ian Barasch befragten eine Gruppe von Menschen mit sehr schweren Erkrankungen (nicht nur Krebs) und erstaunlich guten Krankheitsverläufen, welche psychospirituellen Faktoren ihrer Meinung nach für ihre Genesung besonders wichtig gewesen waren. Von 26 Punkten auf der Liste wurden am häufigsten (50% und mehr) Folgende genannt:
1. Glaube an einen guten Ausgang 75%
2. Kampfgeist 71%
3. Akzeptanz der Krankheit 71%
4. In der Krankheit eine Herausforderung sehen 71%
5. Neuer Wunsch und Wille zu leben/intensivere Lebensweise 64%
6. Verantwortung für die Krankheit übernehmen 68%
7. Positive Gefühle 64%

8. Glaube 61%
9. Neuer Lebenssinn 61%
10. Veränderte Gewohnheiten oder Verhaltensweisen 61%
11. Gefühl der Kontrolle 59%
12. Veränderungen in der Lebensweise 59%
13. Sich selbst Mut machen 57%
14. Unterstützung durch soziales Umfeld 50%
(Zitiert nach Hirshberg & Barasch: „Spontanheilungen", Augsburg 1997.)

Eine interessante Liste gibt es auch von Greg Anderson, einem Autor, der selbst schwer an Lungenkrebs erkrankt war und nach eigenen Angaben ungefähr 500 andere Krebspatienten interviewt hat, die eine Krebserkrankung mit schlechter Prognose erstaunlich lange und gut überlebt haben. Seine Liste von acht Heilfaktoren beruht auf den Erkenntnissen aus diesen Interviews und wurde in seinem kleinen Buch „Diagnose Krebs: 50 erste Hilfen" veröffentlicht:
1. Entscheidung für eine schulmedizinisch anerkannte Behandlung und die Übernahme der Verantwortung für die eigene Gesundheit und Behandlung.
2. Einige positive Grundüberzeugungen:
   – Krebs ist kein Todesurteil!
   – der Glaube an die Wirksamkeit der medizinischen Behandlung
   – die Überzeugung, dass die aktive persönliche Beteiligung für den Heilungsprozess absolut wesentlich ist.
3. Körperliche Aktivität, die Spaß macht.
4. Lebenssinn und Lebensfreude (dazu gehört auch das Gefühl, gebraucht zu werden und erwünscht zu sein).
5. Beziehungen, in denen man Unterstützung findet.
6. Ernährungsumstellung (vor allem auf hochwertige Nahrungsmittel, die möglichst wenig bearbeitet sind).
7. Geistige Kreativität (auch: Annahme von allen Gefühlen, Leben im Jetzt).
8. Eine spirituelle Lebensauffassung, die inneren Frieden vermittelt (oft nicht an eine bestimmte Religion gebunden).

5. Einige weitere Gesichtspunkte oder „Sehenswürdigkeiten"

In diesem Kapitel möchte ich Sie auf einige weitere Faktoren und Gesichtspunkte aufmerksam machen, die nicht unmittelbar zu den psychosozialen Faktoren in Kapitel 4 zu zählen sind, aber nach meinen Beobachtungen doch auch für den Verlauf der „Krebsreise" sehr bedeutsam sein können, also gewissermaßen zu den „Sehenswürdigkeiten" zu rechnen sind, bei denen es sich lohnt, anzuhalten, auszusteigen und sich genauer umzusehen.

5.1 Der Faktor „Bewegung"

In praktisch allen Ansätzen einer ganzheitlichen Krebsbehandlung spielt „Bewegung" als Heilfaktor eine wesentliche Rolle. Auch in der öffentlichen Diskussion des Themas „Krebs" wird immer wieder darauf hingewiesen. Erst vor wenigen Tagen fand ich in einer Medizinzeitschrift die große Überschrift: „Regelmäßiges Sporteln hilft gegen Mammakarzinom. Britische Studie zeigt: Schon 40 Minuten laufen, radeln, schwimmen dreimal die Woche senkt das Risiko um 50%."

Auch die „großen" Psychoonkologen beschäftigen sich ausführlich damit (z.B. Carl O. Simonton). Ich möchte hier nur ganz kurz einige Aspekte dieses Themas aufgreifen, die ich daran persönlich wichtig finde und die oft nicht oder nicht genügend beachtet werden. Im Übrigen verweise ich Sie auf die breite Literatur zu diesem Faktor.

5.1.1 *Lustvolle* Bewegung ist wichtig

Meines Erachtens wird erst aus einer bioenergetischen Perspektive voll verständlich, warum Bewegung ein wesentlicher Heilfaktor auf der Krebsreise sein kann. Bewegung kann den Organismus verlebendigen, kann ihn anregen, sein bioenergetisches Potenzial wieder voll zu entfalten, aus der chronischen Kontraktion wieder in die „fröhliche" Pulsation zu kommen. Dabei spielt die **Lust** (der Psychologe Karl Bühler nannte das einmal so schön: Funktions-Lust) eine wichtige vermittelnde Rolle, auf die ich Sie hier aufmerksam machen möchte. Und diese Erkenntnis verdanken wir im

Wesentlichen der Bioenergetik, die von Wilhelm Reich und seinem Schüler Alexander Lowen begründet wurde (obwohl es auch einige andere Autoren und Ansätze gibt, die die Bedeutung der Lust erkannt haben). Nur wenn der Körper in **lustvolle** Bewegung versetzt wird, lösen sich die energetischen Sperren, nimmt er mehr Sauerstoff auf, entspannt und kräftigt sich die Muskulatur, produziert er wieder mehr verfügbare Energie. Der Organismus wird gesünder, weil er sich bewegen **möchte**, nicht weil er sich bewegen **sollte**. Alle Bewegungsprogramme, die krebskranke Menschen machen, bloß weil sie objektiv gesehen „gesund" sind, werden ihren Zweck nicht erfüllen, wenn sie lustlos und nur aus Vernunftgründen gemacht werden, ja, wenn der Kranke sich vielleicht sogar regelrecht dazu zwingt.

In der bioenergetisch orientierten Arbeit mit krebskranken Menschen lege ich daher größten Wert darauf, Bewegungen zu entdecken und zu kreieren, die dem Krebs-Reisenden Spaß machen, die er mit Freude ausführt und die seine Lust an der Bewegung wieder wecken.

Der Physiotherapeut Thomas Hanna, dessen Denken diesem Ansatz wesensverwandt ist, schreibt in seinem Buch „Beweglich sein – ein Leben lang":

„Erwachsen zu werden heißt, dass wir nicht länger die Dinge tun sollten, die wir als Kinder getan haben. Kinder rennen, wir Erwachsene aber gehen. Kinder klettern, wir aber nehmen den Fahrstuhl. Kinder flitzen unter Büschen durch, wir aber gehen um sie herum. Kinder stehen auf dem Kopf, wir aber sitzen auf unserem Hinterteil. Kinder rollen auf dem Boden herum, wir aber strecken uns auf der Matratze aus. Kinder hüpfen auf und nieder, wir ziehen nur unsere Schultern hoch. Kinder lachen vor Freude, wir aber lächeln zwanghaft. Kinder sind ausgelassen, wir aber sind vorsichtig. Kinder wollen Spaß haben, wir aber wollen Sicherheit." (Hanna, 2000, S. 56)

Mein Rat ist also: Erlauben Sie sich ein bisschen, wieder wie ein Kind zu werden und Spaß an der Bewegung zu haben. Es ist nicht weiter wichtig, **was** Sie an Bewegung machen, sondern dass Sie es **mit Vergnügen** machen und mehr und mehr Spaß daran bekommen, wenn Sie sich bewegen. Machen Sie es sich also **leicht**, und nehmen Sie sich **nicht zu viel** vor. Seien Sie nicht streng mit sich, dass Sie auch ja alles genau „richtig" machen. Das ist nicht so wichtig. Denken sie daran: Es geht hier um Ihre **Lebendigkeit** – und nicht um die Erfüllung eines (ach so gesunden) Fitnessprogramms für Krebskranke! Auch Erwachsene gehen Ski fahren, spielen Tennis oder gehen Tanzen, weil es ihnen Spaß macht, und nicht, weil es „gesund" ist.

5.1.2 *Vielfältige* Bewegungen sind wichtig

In der Bioenergetik ist das wesentliche Maß für die Lebendigkeit eines Organismus nicht die Intensität, Dauer oder Häufigkeit von Bewegungen, sondern deren **Vielfalt**: Je vielfältiger sich ein Organismus bewegt, desto lebendiger ist er. Sie sehen an dem oben zitierten Vergleich von Thomas Hanna, dass Kinder sich noch sehr vielfältig bewegen, während unser Bewegungsrepertoire als Erwachsene auf einige wenige Bewegungsmuster zusammengeschrumpft ist, die wir mehr oder weniger stereotyp wiederholen. Erlauben Sie sich also auch hier, wieder „wie ein Kind" zu werden und sich wieder vielfältiger zu bewegen. Erinnern Sie sich daran, was Sie als Kind alles gemacht haben, und probieren Sie „Vielfalt". Dann werden Sie wieder lebendiger – und nicht, indem Sie jetzt möglichst viel Sport treiben (mit zusammengebissenen Zähnen). Wenn Ihnen nichts einfällt, schauen Sie mal Kindern zu, was die alles so tun, oder Katzen oder jungen Hunden.

5.1.3 *Unwillkürliche* Bewegungen sind wichtig

Krebs ist ein Trauma. Seine Behandlung auch. Wir wissen aus der modernen Traumaforschung, dass der Organismus unwillkürliche Bewegungen benützt, um ein Trauma aufzulösen, d.h. die im Trauma gebundene enorme Energie zu verstoffwechseln. Die Bewegungsimpulse (oft ein Schütteln, Zucken oder Zittern) kommen aus dem alten Hirnbereich (dem sog. Reptiliengehirn). Leider werden bei uns Menschen diese Impulse oft durch die jüngeren Gehirnteile (vor allem den Neocortex) gehemmt und überlagert, wir versuchen, sie zu „kontrollieren". Dann kann das Trauma sich nicht auflösen, und die geballte Energie des Traumas bleibt im Organismus „stecken".

Wenn Sie z.B. heftig lachen oder weinen oder sonstwie in starker Erregung sind, macht Ihr Organismus ständig eine Unmenge unwillkürlicher Bewegungen (die Sie oft vielleicht gar nicht bemerken), um die gewaltigen Energien der Erregung psychophysisch zu kanalisieren und umzusetzen in Bewegung. Etwas Ähnliches geschieht bei einem Trauma – wenn wir den Organismus „lassen". Menschen, die unmittelbar nach einer Traumatisierung schreien, weinen, lachen oder sich heftig bewegen können, haben meist weniger unter posttraumatischen Belastungsstörungen zu leiden als solche, die das nicht konnten oder daran gehindert wurden.

Dies ist ein Grund, warum für Sie als krebskranker Mensch unwillkürliche, spontane Bewegungen Ihres Organismus besonders wertvoll sein können: Sie können damit evtl. eine Menge neuromuskulären Stress aus Ihrem Organismus herausschaffen, der durch die Krebserkrankung (und ihre Behandlung) für Sie entstanden ist.

Nutzen Sie diese Möglichkeit. Unwillkürliche Bewegungen können wir nicht „machen", aber man kann sie durch bestimmte Übungen „provozieren", und wir können sie „zulassen" (oder auch nicht). Probieren Sie z.B. einmal die **U-Übung**: Sie legen sich auf den Rücken und strecken dann die Arme und Beine in die Luft und heben auch den Kopf und den Oberkörper etwas an, so dass Ihr ganzer Körper ein „U" bildet. Versuchen Sie, diese Position zu halten, bis sie Ihnen zu anstrengend wird. Dann strecken Sie sich wieder auf dem Rücken aus und ruhen sich aus. Sie werden bei dieser Übung leicht bemerken, dass der Körper irgendwo anfängt, zu zittern, zu vibrieren, zu zucken oder zu schlackern. Lassen Sie das zu, lassen Sie es geschehen, solange es für Sie erträglich ist. Wenn es Ihnen zu viel wird, legen Sie sich wieder ausgestreckt hin.

Die Bioenergetik kennt viele solche Übungen, und auch in der Trauma-Literatur werden sie beschrieben. Schauen Sie dort nach, wenn Sie mehr darüber wissen wollen. Natürlich ist es auch wunderbar, dass Sie alle Bewegungen zulassen, die spontan entstehen, wenn Sie heftig erregt, wütend oder traurig sind, weinen und schluchzen oder sich biegen vor Lachen. Geben Sie diesen Bewegungen Raum, und beginnen Sie, ihren Wert zu erkennen, statt sie zu unterdrücken.

5.1.4 Der *Ausdrucksgehalt* von Bewegungen ist wichtig

Auch dies ist ein Punkt, der oft übersehen wird. Die Bewegungen unseres Organismus sind nicht einfach nur funktional und zweckrational. Sie haben auch (häufig) Ausdrucksgehalt. Wir „reden" durch unsere Bewegungen, wir drücken uns (unsere Befindlichkeit, unser Selbst) damit aus.

Ich möchte Sie einladen, auch diesem Aspekt mehr Aufmerksamkeit zu schenken und sich bewusst zu erlauben, „mit Händen und Füßen zu reden", d.h. sich durch Bewegungen auszudrücken oder das zu unterstreichen, was Sie fühlen. Wenn Sie z.B. in irgendeiner Situation NEIN sagen und dazu mit der Faust auf den Tisch schlagen oder mit dem Fuß aufstampfen, dann bekommt das NEIN durch die Bewegungen mehr Ausdrucksgehalt. Genauso ist es bedeutsamer und ein stärkerer Selbstausdruck, wenn Sie jemand nicht nur **sagen**, dass Sie ihn (oder sie) gern haben, sondern ihn (oder sie) auch dabei umarmen.

Bitte erlauben Sie sich (gerade jetzt in Ihrer Erkrankung) mehr Bewegungen, die diesen Charakter von „Selbstausdruck" haben. Es tut nicht nur Ihrer Seele gut, sondern auch Ihrer Gesundheit.

Wünschen Sie mehr Anregungen zum Thema „Selbstausdruck", dann schauen Sie bitte in die bioenergetische Literatur (siehe meine kleine Literaturliste im Anhang).

Es könnte sich für Sie auch lohnen, für den Faktor „Bewegung" eine Weile zu einem sensiblen Physiotherapeuten, einem Bioenergetiker oder einem sonstigen körperorientierten Psychotherapeuten in Behandlung zu gehen, um wirklich das Beste aus diesem Faktor herauszuholen. Denken Sie darüber nach. Sprechen Sie einmal mit Menschen, die so eine Behandlung schon mal gemacht haben.

5.2 Der Faktor „Ernährung"

Alle krebskranken Menschen, mit denen ich gearbeitet habe, haben eine wesentliche Umstellung ihrer Ernährung vorgenommen. Ein ärztlicher Kollege hat diese Umstellungsbereitschaft bezüglich der Ernährung einmal als einen Sonderfall der Bereitschaft bezeichnet, seinen bisherigen Lebensstil grundlegend infrage zu stellen (siehe Punkt 4.3). Ich finde das eine interessante Sichtweise.

Auch über diesen Faktor ist bereits so viel geschrieben worden, dass ich Sie im Wesentlichen auf die bereits vorhandene Literatur dazu verweisen möchte.

Inzwischen pfeifen es die Spatzen von den Dächern, dass Krebs zu einem satten Prozentsatz ernährungsbedingt ist und sich weltweit 30 bis 40 Prozent aller Krebserkrankungen allein durch eine gesunde Ernährung verhindern ließen. Frau Prof. Schipanski, die Vorsitzende der Deutschen Krebshilfe schreibt beispielsweise dazu:

„Bei vielen Krebsarten wurde der Zusammenhang zwischen Krankheitsentstehung und Lebensführung bereits nachgewiesen. Deshalb hat es jeder selbst in der Hand, sein Krebsrisiko erheblich zu senken. Experten schätzen, dass bei gesunder Lebensführung bis zu zwei Drittel aller Krebskrankheiten vermieden werden könnten." (Schipanski in: Bührer-Lucke, „Mit Messer und Gabel gegen Krebs", 2001, S. 8)

Besonders hingewiesen werden krebskranke Menschen auf die sog. **„sekundären Pflanzenstoffe"**, die von der Ernährungswissenschaft in den letzten Jahren gründlicher untersucht worden sind und als „Anti-Krebs-Promotoren" erkannt wurden. Das bedeutet, dass diese pflanzlichen Stoffe, die in Obst und Gemüse enthalten sind, die Entstehung von Krebs in seiner zweiten Phase, der sog. „Promotionsphase", verhindern können.

Es ist also klar geworden, dass man mit einer entsprechenden Ernährung der Krebserkrankung **vorbeugen** kann. Meist wird aber immer noch bestritten, dass man durch eine bestimmte Ernährungsweise Krebs auch **heilen** kann. Es heißt immer wieder, es gebe (bis heute) keine effektive (d.h. „heilende") Krebs-Diät. Z.B. schreibt die Österreichische Krebshilfe in ihrem offiziellen Patientenratgeber „Ernährung bei Krebs":

„Eine Wunderdiät, die eine klinisch manifeste Krebserkrankung heilen könnte, gibt es nicht. Dennoch ist die Auseinandersetzung mit dem täglichen Essen und Trinken für den an Krebs erkrankten Menschen von besonderer Bedeutung, denn eine gesunde, ausgewogene Ernährungsweise hilft
– das eigene Abwehrsystem zu stärken,
– Ernährungsmängel zu beheben,
– die Heilung zu fördern und
– das allgemeine Wohlbefinden zu heben.
Für Krebskranke gelten die gleichen Ernährungsrichtlinien, die auch in der Krebsvorsorge zur Verringerung des Risikos, an Krebs zu erkranken, empfohlen werden." (Österreichische Krebshilfe, „Ernährung bei Krebs", o. J.)

Ich möchte diesem Standpunkt widersprechen und Sie auf einen Arzt aufmerksam machen, von dem ich den Eindruck habe, dass er tatsächlich eine „Krebs-Diät" entwickelt hat, mit der man Krebs nicht nur vorbeugen, sondern auch „heilen" kann. Dieser Arzt heißt Dr. Max Gerson. Sein Behandlungsansatz beruht auf der naturheilkundlichen Anschauung, dass Krebs immer eine chronische, systemische Erkrankung darstellt, dem eine ernste Stoffwechselstörung vorausgeht. An dieser Stoffwechselstörung setzt die Ernährungsbehandlung von Dr. Gerson an, und er war damit in vielen dokumentierten Fällen erfolgreich, und zwar auch bei sehr weit fortgeschrittenem Krebs. Ich finde das bemerkenswert und empfehle Ihnen, sich mit Gersons Behandlungsansatz zu beschäftigen. Ich finde, es lohnt sich (siehe Dr. Max Gerson, „Eine Krebstherapie", 2002).

Auf jeden Fall rate ich Ihnen: Stellen Sie Ihre Ernährung um! Lassen Sie sich beraten (es gibt heutzutage professionelle Ernährungsberater), und studieren Sie die einschlägige Ratgeber-Literatur zu diesem Thema. Suchen Sie eine „gesunde" Ernährungsweise aus, die zu Ihnen persönlich passt, und stellen Sie sich Schritt für Schritt darauf um. Sie müssen ja nicht alles auf einmal ändern. Nach meiner Erfahrung ist die Ernährungsumstellung eine Investition in die Gesundheit, die sich **auf lange Sicht** sehr lohnt und Ihnen sehr dabei helfen kann, gesund zu **bleiben**, nachdem Sie den ersten Ansturm der Erkrankung heil überstanden haben. Und bitte: Werden Sie kein Ernährungsfanatiker. Alle Übertreibung ist eher wieder schädlich. „Gesunde" Ernährung **allein** hat auch noch niemand gesund gemacht.

5.3 Die Angst vor dem Tod überwinden

Diesen Gesichtspunkt finde ich so wesentlich, dass ich Ihnen dazu in aller Kürze etwas sagen möchte. Gott sei Dank finden Sie dazu heutzutage auch eine Menge gute Literatur, die Ihnen in dieser Frage weiterhelfen kann (siehe mein kleines Literaturverzeichnis).

Bedenken Sie bitte als Erstes: Die Lebensreise führt **immer** zum Tod (die Sterberate liegt bei 100 Prozent, es soll da wenig Ausnahmen geben). Der Tod ist ein Faktum, eine Realität, eine menschliche Lebensbedingung, die man akzeptieren muss wie das Atmenmüssen und das Essenmüssen. Und wenn Sie mal genauer hinschauen, werden Sie sogar entdecken, dass Leben eigentlich nichts anderes ist als Sterben: Das ganze Leben ist ein (langfristiger) Sterbeprozess, wir sterben jeden Tag ein Stück.

„Wir müssen es zulassen, daß der Tod den Kontext für unser Leben liefert, denn in ihm liegt die Bedeutung des Lebens und der Schlüssel zu unserer Reife." Das schreiben Joseph und Laurie Braga in ihrem Vorwort zu Elisabeth Kübler-Ross' schönem Buch „Reif werden zum Tode". Und sie meinen: „Der Tod ist nicht ein Feind, der überwunden werden muß, oder ein Gefängnis, aus dem man entfliehen muß." (Ebenda)

Vielleicht wird Ihnen diese Einsicht schon ein wenig helfen, nicht wie das Kaninchen vor der Schlange auf den Tod zu starren, nur weil Sie wissen, dass Krebs manchmal tödlich enden kann. Es wäre schade, wenn Sie den Rest Ihres Lebens (wie lange es auch immer noch währen mag) deswegen verpassen würden. Und jetzt leben Sie ja noch. Und das ist das Einzige, was wir sicher wissen. Wie es weitergeht, weiß keiner so genau. Aber wenn Sie leben wollen, werden Sie auch sterben müssen. Das eine ist nicht ohne das andere zu haben.

Leider ist für die meisten Menschen der Tod kein „Freund" mehr, sondern ein „Buhmann". Unsere Kultur verdrängt den Tod aus dem Leben und macht uns Angst davor, statt uns zu helfen, damit einigermaßen „vernünftig" umzugehen. Vernünftig finde ich z.b. eine Haltung gegenüber Tod und Sterben, die sich nicht um jeden Preis ans Leben klammert und nicht loslassen will (und kann), die sich aber auch nicht düster und voller Angst und Besorgnis auf den Tod fixiert (und das Leben dabei vergisst).

Wir leben, bis wir sterben. So ist das.

Wir werden nicht umsonst „Sterbliche" genannt. Aber vielleicht haben Sie das bisher weit von sich weggeschoben und erst jetzt, durch die lebensgefährliche Erkrankung, wird Ihnen plötzlich (und schmerzhaft) klar, was das bedeutet.

„Memento mori", hieß es im Mittelalter: „Bedenke, dass du sterben wirst." Und das war kein Spruch, um den Leuten den Spaß am Leben zu verderben, ganz im Gegenteil. Je deutlicher man sich seiner Sterblichkeit bewusst ist, desto bewusster und intensiver kann man nämlich sein Leben genießen, gerade darum. Das Leben wird dann kostbarer, zerbrechlicher – und man geht entsprechend verantwortlicher und bewusster damit um und vergeudet seine Zeit nicht für nutzlose und unwichtige Dinge. Das menschliche Leben gewinnt seine Einmaligkeit und seine Tiefe gerade aus der Tatsache, dass es nicht ewig währt, sondern begrenzt ist.

Die Existenzialphilosophen leiten aus dem Bewusstsein über unsere Sterblichkeit, über die Tatsache unseres Todes, die Möglichkeit des Menschen ab, Verantwortung für sein Leben zu übernehmen: Der Mensch ist das einzige Tier, das „weiß", dass es geboren wird und sterben muss – und deshalb kann er für die Lebensspanne zwischen Geburt und Tod „Verantwortung" übernehmen (und diese Fähigkeit ist ein Stück menschliche Freiheit).

Die Freiheit, sein Leben zu gestalten, hängt mit dem Bewusstsein des Todes zusammen. „Fürchtet Euch nicht!", hat Jesus zu uns gesagt und damit (auch) den Tod gemeint. Und war er nicht einer der größten Todesüberwinder, den diese Welt je gesehen hat?

„Wer nicht stirbt, bevor er stirbt, der verdirbt, wenn er stirbt" – so hat der große schlesische Mystiker Angelus Silesius gereimt. So wie ich dieses Gedicht verstehe, geht es darum, dass wir eigentlich alle die Aufgabe haben, schon im Leben zu „sterben", indem wir unser beschränktes Ich-Bewusstsein überwinden und erkennen, dass wir eigentlich „ein Teil vom Ganzen" sind, ein „Stückchen Leben", ein Prozess, ein Vorgang und kein Ding, kein „Individuum". Wenn wir das begreifen können, dann hat der

Tod schon viel von seinem Schrecken verloren, und wir können ihn leichter annehmen – als menschliche Lebensbedingung.

Ich plädiere hier dafür, unser Verhältnis zum Tod und zum Sterben zu „normalisieren". Darunter verstehe ich: sich weder auf den Tod fixieren noch auf das Leben, sondern „in der Mitte" dazwischen zu bleiben.

Manche Menschen, die erfahren, dass sie Krebs haben, sind sofort so vom Tod fasziniert, dass sie Tag und Nacht nur noch daran denken, dass sie jetzt sterben müssen. Sie kommen vom Tod nicht mehr los und merken kaum noch, dass sie leben.

Andere klammern sich wie Ertrinkende ans Leben, wollen weiterleben „um jeden Preis" und wollen von Tod und Sterben nichts hören. Sie machen ständig auf optimistisch und sagen sich: „Das wird schon wieder", auch wenn ihre Heilungschancen praktisch gleich null sind. Sie verleugnen die Möglichkeit des Sterbens einfach.

Dazwischen gibt es eine Mitte: den Tod akzeptieren als Bedingung des Lebens und ihm gelassen ins Auge blicken. Sich aber dadurch nicht daran hindern lassen, die Zeit, die einem noch bleibt, mit Freude und Genuss zu leben.

Bevor wir sterben, wollen wir leben. Es gibt ein Leben **vor** dem Tod.

Und bedenken Sie doch noch eines: Wir verbringen mit dem Sterben nur relativ kurze Zeit – gemessen an der Zeit, die wir mit dem Leben verbringen.

Ich empfehle Ihnen zur Überwindung der Angst vor dem Tod noch folgende kleine Übung: Überlegen Sie mal, wie Sie gerne am liebsten sterben **möchten**, wenn es ganz nach Ihnen ginge. Und malen Sie sich diese angenehme Art des Sterbens ganz detailliert aus, und dann denken Sie immer wieder mal an diese angenehme Art zu sterben, wann immer Sie Zeit dazu haben. Dies ist jetzt Ihre **positive Sterbevision**, und sie wird Ihnen helfen, Ihre negativen Vorstellungen verblassen zu lassen, die für Sie bisher mit dem Tod verbunden waren, und wird Ihnen wahrscheinlich auch in Ihrer realen Sterbestunde hilfreich sein (ich habe das inzwischen schon bei vielen Menschen so erlebt).

Bitte sprechen Sie auch mit anderen Menschen über den Tod und alles, was damit für Sie zusammenhängt: mit Ihrem Partner, Ihren Freunden und Verwandten. Sie werden merken: Es tut auch denen gut, denn oft haben Ihre Angehörigen mehr Angst vor Ihrem Tod als Sie selber.

Manchmal hilft auch ein Gespräch mit einem guten Geistlichen. Die Angst vor dem Tod hat ja viel damit zu tun, was wir über den Tod **„glauben"** und welche **Bedeutung** wir dem Tod in unserem Leben geben: Ist der Tod das absolute Ende? Oder gibt es ein „Leben danach"? Um solchen Fragen nachzugehen, kann ein Geistlicher oder ein anderer spirituell bewanderter Mensch vielleicht eine große Hilfe für Sie sein.

Auch die Liebe kann ein „Heilmittel" gegen die Todesangst sein. Wenn Sie ein sehr liebender Mensch sind, und ihre Liebe ist groß und selbstlos, dann ist in Ihnen kaum Platz für Angst vor dem Tod (auch das hat uns schon Jesus gelehrt).

Sie sehen, dieses Thema ist groß und hat viele Facetten, und ich möchte Sie auch hier ermutigen, professionelle Hilfe (z.B. eines Psychotherapeuten) in Anspruch zu nehmen, wenn Sie allein mit diesem Thema nicht klarkommen und zu wenig oder nicht die richtigen Ansprechpartner dafür haben.

Und bitte vermeiden Sie das Thema nicht. Es kann Ihnen ungeheuer viel Kraft und Leichtigkeit geben, wenn Sie die Angst vor dem Tod überwinden – und das kann ein sehr wesentlicher Schritt auf Ihrem Weg zur Gesundung sein.

5.4 Die Heilung der Verletzungen des Selbstwertgefühls

Auch dies ist nach meiner persönlichen Erfahrung ein so wesentlicher Gesichtspunkt, ein so bedeutsamer Vorgang bei der Gesundung, dass ich Ihnen hier etwas dazu sagen möchte, auch wenn ich mich kurz fassen will und dieser Gesichtspunkt eigentlich eine viel ausführlichere Darstellung benötigt (denn er ist sehr komplex und geht sehr tief).

Um es einfach und kurz zu sagen: Jeder der krebskranken Menschen, die ich im Laufe meines Berufslebens auf ihrer Reise durch den Krebs begleiten durfte, hatte im Laufe seines Lebens einige wesentliche und tiefe Verletzungen seines Selbstwerts erlitten, und für jeden dieser Menschen war es ein sehr wichtiger Schritt auf dem Weg der Gesundung, diese (oft alten) Verletzungen zu heilen. Dazu brauchten diese Menschen dringend professionelle Hilfe. Alleine hätten sie diese Verletzungen wahrscheinlich nicht heilen können, ja, sie wären ihnen vielleicht nicht einmal in ihrer ganzen Schärfe und Tragweite bewusst geworden.

Ein Beispiel, das Ihnen anschaulicher macht, worum es geht: Ich arbeite gerade mit einer jungen Frau mit einem sehr aggressiven, schnell wachsenden Brustkrebs. Diese junge Frau wurde als Kind von ihrer Mutter (nach der Scheidung der Eltern) so extrem vernachlässigt (z.B. nicht mal mit Nahrung ausreichend versorgt), dass sich die Nachbarn und das Jugendamt genötigt sahen einzuschreiten, der Mutter das Sorgerecht entzogen wurde und die junge Frau einen großen Teil ihrer Kindheit und Jugend in Kinderheimen und Internaten verbracht hat. Sie ist ihrer Mutter aber nie deswegen „böse" gewesen, sondern hat eher Mitleid und Verständnis für ihre Mutter (die es auch nicht leicht gehabt hat im Leben).

Was ihr selbst angetan wurde, hat sie erst halbwegs begriffen, als sie (als Erwachsene) endlich einmal ihre Jugendamtsakte zu lesen bekam. Und erst jetzt, in der psychotherapeutischen Arbeit an diesem Thema, werden der jungen Frau die schweren Selbstwertverletzungen bewusst, die sie erlitten hat, und sie kann ihre machtvollen Gefühle von Frustration, Enttäuschung, Zorn, Trauer, Empörung, Schmerz, Ohnmacht, Hilflosigkeit und Verzweiflung zulassen, mit meiner Hilfe durchstehen und dann auch abschließen und hinter sich lassen. Erst **jetzt**, so viele Jahre später, kann sie ihre tiefen seelischen Verletzungen „heilen", weil ihr früher niemand dabei geholfen hat und sie selber diese Verletzungen gar nicht richtig erkannt hat (sie war viel zu sehr damit beschäftigt, ihre schwierige Situation erst mal überhaupt zu überleben).

Das Beispiel macht vielleicht deutlicher, um welche lebensgeschichtlichen Hintergründe es hier gehen kann. Aber wir brauchen gar nicht so weit zurückgehen, meist finden wir auch ganz aktuelle, schwere Selbstwertverletzungen, wenn ein Mensch die Diagnose „Krebs" bekommt.

Die Krebserkrankung selbst **ist** eine schwere Verletzung des Selbstwertgefühls: **„Krank sein kränkt, und was uns kränkt, macht uns krank."** Diese Dynamik gilt ganz besonders für schwere, chronische Erkrankungen wie den Krebs. Wir werden aus vielen Zusammenhängen herausgerissen, die unseren Selbstwert normalerweise stabilisieren: aus der Arbeit, der tragenden Beziehung (die sich oft durch die Erkrankung wesentlich verändert), aus freundschaftlichen Beziehungen und wichtigen Freizeitbeschäftigungen, aus der vertrauten häuslichen Umgebung usw. Zusätzlich werden wir abhängig (und abhängig gemacht) von ärztlichen und pflegerischen Dienstleistungen, müssen uns einem fremden Regime und ärztlicher Kontrolle unterwerfen – all das kränkt unseren Stolz empfindlich und „macht (oder erhält) uns krank".

Der Psychologe Nathaniel Branden nennt das Selbstwertgefühl das „Immunsystem des Bewusstseins", und die Forschungsergebnisse der sog. „Psycho-Immunologie" deuten darauf hin, dass sich unser körperliches Immunsystem mit der Psyche das gemeinsame Ziel teilt, die Identität unseres Selbst zu schaffen und zu bewahren. Branden schreibt:

„Ich betrachte ein positives Selbstwertgefühl als das Immunsystem des Bewußtseins, das uns Widerstandsfähigkeit, Kraft und die Fähigkeit gibt, uns immer wieder zu erholen. Genau wie ein gesundes Immunsystem keine Garantie dafür ist, daß man niemals krank wird, aber dafür sorgt, daß man weniger anfällig für Krankheiten ist und sie im Ernstfall besser überstehen kann, so ist auch ein gesundes Selbstwertgefühl keine Garantie, daß man angesichts der Schwierigkeiten des Lebens nie von Ängsten oder Depressionen heimgesucht wird. Es mindert aber die Anfälligkeit und sorgt dafür, daß wir besser damit umgehen, den Stoß auffangen und die Krise überwinden können." (Branden, 1995, S. 33-34)

Die hier angedeutete enge Verzahnung von Selbstwertsystem und körperlichem Immunsystem macht Ihnen vielleicht verständlicher, warum die Heilung von schweren Selbstwertverletzungen für die Heilung von der Krebserkrankung so bedeutsam sein kann.

Ich kann hier (wie gesagt) nicht auf jede Facette dieses komplexen Themas eingehen, aber auf eine möchte ich Sie noch hinweisen: Oft sind die Selbstwertverletzungen leider nicht so offensichtlich, sondern unter einer Lebenshaltung verborgen, die wir in unserer psychologischen Fachsprache „Kompensation" nennen. Das macht die Dinge (leider) komplizierter.

Möglichst einfach ausgedrückt: Menschen mit tiefen Selbstwertverletzungen laufen nicht unbedingt bedrückt und geknickt durchs Leben, sondern sie haben sogar oft eine betont selbstbewusste und „starke" Fassade aufgebaut, mit der sie sich selbst und andere täuschen, ihre tiefen Verletzungen verbergen, verleugnen und durch die „Stärke" kompensieren, d.h. auszugleichen versuchen (was ihnen auch oft erstaunlich gut gelingt). Die Kompensation kostet aber viel Kraft, und man kann sich vorstellen, dass bei einer weiteren Belastung des Selbstwertsystems irgendwann die Kraftreserven erschöpft sind und die kompensatorische Haltung zusammenbricht, d.h. nicht mehr funktioniert. So eine zusätzliche Belastung kann z.B. die Erkrankung darstellen.

Ich weiß nicht, ob es mir gelungen ist, Ihnen den Zusammenhang in dieser Kürze genügend verständlich zu machen. Ich hoffe es. Wenn Sie die Sache näher interessiert und Sie es genau wissen wollen, gibt es dazu eine Menge guter Literatur (siehe mein kleines Literaturverzeichnis).

Vielleicht ist zumindest so viel bei Ihnen angekommen, dass die Geschichte mit dem Selbstwert für ihre Gesundheit wichtig sein kann – und dass es evtl. eine komplizierte Geschichte ist. Das wäre gut so, denn **darauf** kommt es für Sie an. Sie sollten die Sache mit dem Selbstwertgefühl

unbedingt mit einem Fachmann besprechen und durcharbeiten (bitte nehmen Sie da keinen billigen Ratgeber nach dem Motto: Wie steigere ich mein Selbstbewusstsein in drei Tagen?). Bitte gehen Sie damit zu einem tüchtigen Psychotherapeuten, und bringen Sie für die Bearbeitung dieser Geschichte etwas Geduld mit (länger als drei Tage). Ich kann Ihnen nur aus Erfahrung sagen, dass sich das sehr, sehr für Ihre Gesundung bezahlt machen könnte. Viel Glück!

5.5 Das Betrauern wesentlicher Verluste

Auch dies ist ein sehr komplexer Gesichtspunkt, der eigentlich einer ausführlicheren Darstellung bedürfte. Da es aber auch dazu bereits einiges an Literatur gibt, möchte ich mich hier auf einige wesentliche Aspekte dieses Themas beschränken (immer daran denkend, dass dies nur ein „kleiner Reisebegleiter" für Sie sein soll und kein dicker, abschreckender „Wälzer").

Trauer ist unsere natürliche Reaktion auf Verluste jeder Art. Und durch das „Betrauern" des Verlusts verarbeiten wir seelisch den erlittenen Verlust, können ihn so allmählich „verkraften" und bekommen unsere Energien wieder frei für den normalen Lebensprozess.

Deshalb ist Trauer so wichtig, und deshalb hat das „Betrauern" in der psychoonkologischen Therapie einen so hohen Stellenwert, denn jemand, der an Krebs erkrankt ist, hat enorm viele Verluste zu beklagen (überlegen Sie mal, was Sie alles durch die Erkrankung eingebüßt haben!).

Aber Trauer ist eine sehr komplexe Reaktion unseres gesamten Organismus. Trauer hat viele Gesichter. Trauer ist nichts Statisches, sondern ein Prozess. Trauer ist oft schwer zu verstehen und manchmal sehr versteckt und kaum zu erkennen.

Jorgos Canacakis, ein Trauer-Spezialist, schreibt dazu:

„*Trauer ist nicht nur Trauer. Sie ist ein gemischtes Gefühl, das in seiner Vielfalt schwer erkennbar ist. Sie ist uns gegeben, um Schmerzen des Verlusts zu bewältigen. Wenn wir ihr nicht Hindernisse in den Weg stellen, kann sie von selbst fließen und nach außen gelangen. Wenn sie in uns bleibt, kann sie zerstörerisch wirken. Sie tritt selten allein, fast immer intensiv mit anderen Gefühlen vermischt auf. Den Umgang mit ihr lernt man, indem man mit der Hilfe und Unterstützung Gleichgesinnter den Entschluß faßt, sie zu durchleben und nicht zu verstecken.*" (Canacakis, 1987, S. 29)

Verdrängte, vermiedene, unausgedrückte Trauer kann eine wichtige Rolle bei der Entstehung, dem Ausbruch und dem Verlauf von Erkrankungen spielen. Nach meiner persönlichen Erfahrung ist „ungelebte" Trauer bei den meisten krebskranken Menschen in irgendeiner Form anzutreffen und die Anregung der Trauerarbeit (um die Trauer wieder ins Fließen zu bringen) daher ein wichtiges psychotherapeutisches Thema.

Angelika Koppe beschreibt in einem sehr schönen Text zum Thema „Selbstheilungsarbeit und Trauerprozesse" vier Aspekte des Zusammenhangs von Erkrankung und Trauer, die ich für außerordentlich wesentlich halte:
1. In der Krankheitssymptomatik bewahrt der Körper Erinnerungen an Verluste und an das Fehlende auf.
2. Krankheit kann eine Antwort auf Verluste von Altem in Umbruchszeiten sowie in Krisensituationen sein.
3. Die Erkrankung ist Auslöser für Trauerprozesse.
4. Krankheit ist Ausdruck von Körpertrauer.

(A. Koppe: „Wo die Piranhas mit den Zähnen klappern", S. 151/152)

Besonders der vierte Aspekt ist bisher wenig gesehen worden und verdient in der Trauerarbeit mit Krebsreisenden viel mehr Beachtung. Angelika Koppe schreibt darüber:

„Es ist die Trauer des Körpers, die Trauer der Organe und Körperbereiche, die ihr Verlassensein von der ‚Besitzerin' (dem Besitzer) des Körpers betrauern. Der Körper trauert über den Verlust der Präsenz gegenüber der eigenen Körperlichkeit von Seiten der Frau (oder des Mannes – Anmerkung des Verfassers). Ich nenne diesen Zustand Körperverlassenheit: Körperverlassenheit beinhaltet die Verachtung für den Körper, Hass auf den Körper, die Nichtbeachtung, fehlende Aufmerksamkeit und Vernachlässigung." (Koppe, 2000, S. 159)

Diese Art von „Körperverlassenheit" ist nach meiner Erfahrung bei krebskranken Menschen häufig anzutreffen. Sie sind von ihrem Körper enttäuscht und haben ihm sozusagen die Freundschaft gekündigt.

Auch der häufige **Verlust des Körpervertrauens**, d.h. eines grundlegenden und selbstverständlichen Vertrauens in die Funktionstüchtigkeit des Körpers, ist bei Krebsbetroffenen häufig anzutreffen und ist ein schwer wiegender Verlust, der betrauert gehört. Oft werden diese besonderen Gründe für Trauer aber weder von den Betroffenen erkannt oder als Grund für Trauer anerkannt noch von ihren Angehörigen oder ihren Behandlern.

Ich sehe es als ein Grundproblem bei der Trauerarbeit mit krebskranken Menschen, dass häufig wesentliche Gründe für Trauer (Verluste, Abschiede,

Lebensveränderungen, Verlassenheitssituationen, unerfüllte Bedürfnisse, wichtige Dinge, die im Leben gefehlt haben u.ä.) einfach nicht als solche erkannt oder anerkannt und deshalb übergangen werden.

Verena Kast schreibt dazu in ihrem bekannten Buch „Trauern":

„*Viele Autoren sind sich darüber einig,* **daß verhinderte oder unterdrückte Trauer dazu führt, die Welt als bedeutungslos, die eigene Existenz als wertlos und die Zukunft als hoffnungslos zu erleben.**" *(Hervorhebung vom Verfasser).* Und weiter: „*daß eine Störung dieser Trauerarbeit beim einzelnen dessen seelische Entwicklung, seine zwischenmenschlichen Beziehungen und seine spontanen und schöpferischen Fähigkeiten behindert."* (Kast, 1982, S. 141)

Jorgos Canacakis schreibt zu diesem Thema:

„*Auf dem Weg zum Ziel, ein ‚gesunder' Krebskranker zu werden, würde die nicht ausgedrückte Trauer verheerende Wirkungen zeigen und den Prozeß des Gesundens erheblich behindern. Ungelebte Trauer kann ein bedeutender Streßfaktor bei der Entstehung und im Verlauf der Krebserkrankung sein. Wir sind in unseren Gesprächen mit Krebspatienten immer wieder auf Gelegenheiten gestoßen, in denen sie schwere Verluste erlitten, aber nicht betrauert hatten. Psychologische Forschungen in vielen Ländern der Erde weisen aus, daß ungelebte Trauer bei den meisten Krebspatienten zu finden ist."* (Canacakis/Schneider, 1989, S. 229)

Lawrence Leshan hat in all seinen Untersuchungen über die psychosomatischen Hintergründe der Krebserkrankung den **„Verlust einer entscheidenden Beziehung"** als wesentlichen Faktor herausgestellt. Schaut man sich das näher an, dann scheint es weniger um den Verlust selbst zu gehen als um die spezifische Art der Verarbeitung des Verlusts, d.h. es geht eigentlich um eine gestörte Art der Trauer. Leshan schreibt dazu:

„*Bei Menschen, die eine zentrale Beziehung verloren haben, die ihr Leben sinnvoll gemacht hat, kommt es zu einer doppelten Blockierung. Auf der einen Seite sind sie der emotionalen Ausdrucksmöglichkeiten beraubt, die ihr Leben sinnvoll gemacht haben. (...) Sie sind aber auch unfähig, die Gefühle von Groll oder Feindseligkeit auszudrücken, die dieser Verlust hervorruft. Beide Blockierungen vergrößern die Verzweiflung und schaffen jenes gefühlsmäßige Klima, in welchem die Widerstandskraft gegen Krebs vermindert erscheint."* (Leshan, 1982, S. 67/68)

Leshan machte auch die Beobachtung, dass viele Krebspatienten oberflächlich den Eindruck erwecken, dass sie sehr gut mit den erlittenen

Verlusten zurechtkommen, dass sie Schicksalsschläge „wegstecken" und äußerlich oft weiterhin gut funktionieren können. Aber in der Tiefe, im Innern ist die wirkliche Trauer blockiert.

Therapeutisch gewendet bedeutet das, dass man krebskranken Menschen bei ihrer Gesundungsarbeit enorm helfen kann, wenn man mit ihnen gemeinsam ungelebte oder blockierte Trauer in ihrem Leben aufspürt und den Trauerprozess wieder in Gang bringen kann. Hierin liegt meines Erachtens ein ungeheures Gesundungspotenzial, eben weil die gelungene Trauer den Weg zurück ins Leben bahnt und, wie ich glaube, auch das Immunsystem enorm entlastet.

Ein weiterer Aspekt der Trauerarbeit bei krebskranken Menschen erscheint mir noch so wichtig, dass ich ihn hier wenigstens erwähnen möchte. Das ist der Aspekt der **„antizipierten Trauer"**. Antizipierte Trauer bedeutet, dass Krebsbetroffene oft Angst haben, dass sie an der Erkrankung sterben werden, und ihren Tod in der Phantasie schon vorwegnehmen, so dass sie schon während der Erkrankung beginnen, innerlich um den Verlust ihres Lebens zu trauern, obwohl dieser Verlust noch gar nicht eingetreten ist, aber einzutreten droht. Oft wird ihnen dabei diese Form der Trauer nicht bewusst – sie haben nur so komische Gefühle –, und auch die Verwandten, Freunde und Behandler erkennen die antizipierte Trauer nicht. Sie wird meist übersehen.

Bereits aus dem wenigen, das ich hier in aller Kürze über die Trauer gesagt habe, wird Ihnen sicher deutlich, dass es sich um ein sehr komplexes Thema handelt und dass es dafür keine einfachen Rezepte geben kann.

Dennoch will ich versuchen, Ihnen ein paar konkrete Anregungen für Ihre persönliche Trauerarbeit zu geben. Im Übrigen empfehle ich Ihnen auch bei diesem Thema **dringend**, die Hilfe eines Psychotherapeuten in Anspruch zu nehmen, denn Sie haben vielleicht schon aus dem oben von mir Skizzierten entnehmen können, dass „die Sache mit der Trauer" oft nicht so einfach ist und meist fachliche Hilfe erfordert, um zu einem guten Ende gebracht zu werden.

Zur Vertiefung dieses Themas empfehle ich Ihnen vor allem die Bücher von Jorgos Canacakis, der darin viele gute praktische Hinweise für die Trauerarbeit gibt (Jorgos Canacakis: „Ich sehe Deine Tränen", „Ich begleite Dich durch Deine Trauer" und zusammen mit K. Schneider: „Krebs – Die Angst hat nicht das letzte Wort").

Als Erstes möchte ich Ihnen empfehlen: Realisieren Sie Ihre Verluste, erkennen Sie, was Sie verloren haben, und erkennen Sie den Verlust **an**!

Sprechen Sie mit vertrauten anderen Menschen darüber, und versuchen Sie, alle Gefühle wahrzunehmen und auszudrücken, die Sie über Ihre Verluste haben.

Ich würde Ihnen vorschlagen, mit den ganz aktuellen Verlusten anzufangen, die Sie durch Ihre Erkrankung erlitten haben (also z.b. den Verlust Ihrer Gesundheit, Ihres Wohlbefindens, Ihrer guten Laune, vielleicht Ihrer Zuversicht und Ihres Optimismus, evtl. der Verlust eines Körperteils oder Organs (durch die Operation), den Verlust Ihrer gewohnten Tätigkeiten und Umgebung, den Verlust vieler Dinge, die Ihrem Leben bisher Sinn gegeben haben und an denen Ihr Selbstwertgefühl hängt usw.).

Machen Sie sich eine **Verlust-Liste**, und erweitern Sie diese Liste allmählich auch auf früher (vor der Erkrankung) erlittene Verluste. Halten Sie besonders Ausschau nach wirklich **wesentlichen Verlusten** (es geht hier nicht um Kleinigkeiten), und fragen Sie sich (selbstkritisch), ob Sie diese Verluste genügend betrauert haben (und damit **wirklich** hinter sich gelassen haben) oder ob diese Verluste Sie eigentlich immer noch (gedanklich) beschäftigen, in Ihnen herumgeistern, in Ihren Träumen auftauchen und Ihnen (zumindest dann und wann) „ungute" Gefühle verursachen. Dies wären Hinweise auf eine unabgeschlossene Trauer und für Sie dann ein Grund, sich diese Verluste noch einmal vorzunehmen und sie bewusst zu betrauern.

Verluste betrauern können Sie nun auf unendlich viele Arten und Weisen, und es ist auch hier wieder sehr wichtig, dass Sie die Art von Trauer finden (erfinden), **die für Sie persönlich „passt"**, die sich für Sie stimmig anfühlt und die Ihnen gut tut.

Sie könnten z.B. ein kleines Abschiedsritual, ein Trauerritual erfinden, das zu Ihrem Verlust passt. Sie könnten z.B. (wenn es sich um eine Person handelt) einen Abschiedsbrief schreiben, den Sie anschließend von einer Brücke aus feierlich in einen Fluss werfen, und zuschauen, wie er langsam davontreibt, bis Sie den Brief nicht mehr sehen können (oder Sie könnten den Brief auch verbrennen).

Wenn Sie z.B. durch die Krebsoperation Ihre Brust (oder sonst ein Körperteil) verloren haben, könnten Sie sich in einem feierlichen kleinen Ritual von diesem Körperteil verabschieden und anschließend ein passendes Symbol für dieses Körperteil begraben.

Wenn Ihr Verlust verstorbene Menschen betrifft, könnten Sie ans Grab dieser Person gehen und sich dort vorstellen, Sie würden mit der betreffenden Person ein Abschiedsgespräch führen, in dem Sie ihr alles sagen, was zwischen Ihnen ungesagt geblieben ist oder was Sie noch bedrückt.

Sie können auch über Ihre Trauer ein Bild malen, ein Objekt aus Ton formen oder eine körperliche Haltung einnehmen, die Ihre Trauer ausdrückt (und eine Weile in dieser Haltung verharren) oder durch Töne (die Sie mit Ihrer Stimme oder einem Instrument erzeugen) Ihre Trauer zum Ausdruck bringen. Bedenken Sie dabei immer, dass Trauer nicht nur „Traurigsein" bedeutet, sondern viele Facetten hat (vergessen Sie nicht Ihren Zorn, Ihre Verlassenheitsgefühle, Ihren Ärger, Ihr Verletztsein, Ihren Schmerz, Ihre Empörung, Ihre Erleichterung usw.).

Vielleicht das Wichtigste überhaupt ist, dass Sie **sich die Trauer erlauben**, sie als sinnvoll und notwendig erkennen (und anerkennen) und dass Sie der Trauer in Ihrem Leben Raum geben.

Nehmen Sie sich Zeit dafür (oft ist es günstig, eine bestimmte Zeit in Ihrem Alltag für die Trauer zu reservieren), schaffen Sie sich einen guten, für Sie passenden räumlichen Rahmen (wo Sie ungestört sind), und überlegen Sie, wen Sie in Ihre Trauer einbeziehen können, wer Ihnen dabei beistehen und Ihre Gefühle und Gedanken annehmen und ernst nehmen könnte.

Ein Mensch, der Ihre Trauer „sieht" und „hört" und mit Ihnen teilt, ist einfach unersetzlich und für gelungene Trauerarbeit enorm wichtig. Wir können nicht einfach nur allein „im stillen Kämmerlein" trauern, das wird nicht funktionieren. Trauer braucht den Anteil nehmenden „anderen". Auch aus diesem Grund würde sich hier der Gang zum Psychotherapeuten lohnen (falls Sie keinen anderen geeigneten Menschen kennen, der für die Anteilnahme an Ihrer Trauer infrage kommt).

Nehmen Sie Ihre Verluste ernst, und trauern Sie darum! Schämen Sie sich nicht für Ihre Gefühle! Werfen Sie sich nicht vor, zu übertreiben, zu viel Aufhebens zu machen, unvernünftig oder gar „verrückt" zu sein! Gehen Sie nicht einfach zur Tagesordnung über (weil Sie ja an dem Verlust doch nichts mehr ändern können)! Und teilen Sie Ihre Trauer mit anderen (vertrauten) Menschen! Sie werden merken, dass es sich lohnt, nicht zuletzt für Ihre Gesundung.

5.6 Dem Krebs human begegnen heißt: dem Krebs intelligent begegnen

Bedenken Sie: Der Mensch ist das einzige Tier, das über sich selbst nachdenken kann, das Selbstreflexion besitzt – und nicht nur nachdenken **kann**, sondern nachdenken **muss**.

Sagen Sie mal einem Menschen, der gerade erfahren hat, dass er Krebs hat, er solle jetzt nicht darüber nachdenken, dass er Krebs hat. Er **kann** gar nicht anders, er **muss** darüber nachdenken, auch wenn er sich damit quält. So sind wir Menschen gemacht.

Und der Mensch ist das einzige Wesen auf dieser Erde, das „anders sein wollen" kann, als es **ist** (ein Tier käme nie auf die Idee, sich seinen Pelz anders zu färben, als er von Natur aus gefärbt ist – der Mensch schon). Nur der Mensch kann sich nach einem Wunschbild modellieren, kann sich spalten in ein Real-Ich und ein Wunsch-Ich, kann seine Einheitlichkeit verlieren, mit sich selbst hadern, in sich zerrissen sein.

Eine Medizin, die diese beiden menschlichen Lebensbedingungen nicht angemessen berücksichtigt, muss sich den Vorwurf gefallen lassen, dass sie eigentlich noch auf dem Niveau einer Veterinärmedizin behandelt und den Namen „Humanmedizin" nicht wirklich verdient hat.

Der Mensch sticht außerdem durch seine **Intelligenz** hervor. Diese hat ihm in vielen Jahrtausenden einen entscheidenden Überlebensvorteil verschafft. Ich plädiere deshalb hier dafür, dem Krebs „human" zu begegnen, und das heißt für mich vor allem: ihm intelligent zu begegnen, auch mit unserer „Intelligenz des Herzens", mit allen unseren spezifisch „menschlichen" Fähigkeiten (und das sind vor allem seelische, geistige und soziale Fähigkeiten).

Der „normale" Umgang mit der Krebserkrankung ist ja in unserer Kultur hauptsächlich von der Medizin geprägt, vor allem der sog. „Schulmedizin": Operation, Bestrahlung, Chemotherapie, das sind ihre „Antworten" auf den Krebs. Mal ehrlich: Glauben Sie, dass damit das Potenzial der menschlichen Intelligenz ausgeschöpft ist? Oder haben wir noch andere „intelligente" Antworten auf den Krebs? Wenn Sie mich fragen: Ich glaube schon.

Konkret auf die Erkrankung bezogen, heißt das für mich: viele Fragen stellen, abwägen, prüfen, viele Faktoren berücksichtigen, mehrere Meinungen einholen, sich helfen lassen, sich beraten lassen, mit seinen Freunden reden, mit seiner Frau/seinem Mann reden, mit Experten reden, aber immer selbst entscheiden, mutig sein, „lästig" sein, Neues erproben, kreativ sein, alte Gleise verlassen, flexibel reagieren, begrenzte Risiken eingehen, nicht nur der Medizin vertrauen, nicht nur auf die Experten hören, sondern auch auf die „innere Stimme", auf die Signale des Körpers lauschen, nach innen gehen, meditieren, seine eigenen Gefühle wahrnehmen und berücksichtigen, der eigenen Intuition vertrauen, nicht nur auf die Wirkung der Behandlung setzen, sondern auch den eigenen Selbstheilungskräften vertrauen, sich viele Optionen offen halten und sich neue eröffnen – eben seine gesamte Intelligenz und Selbstreflexion einsetzen, um die Erkrankung zu überwinden.

Für mich gehört auch dazu: dem Krebs mit Humor zu begegnen, ihm auf seine ganz eigene Art zu begegnen, ihm mit Gottvertrauen und „Ehrfurcht vor dem Leben" zu begegnen, sehr aktiv, aber mit Gelassenheit und Zuversicht.

Ich möchte Sie also gerne dazu inspirieren: Reisen Sie auf eine **intelligente** Art durch den Krebs! Verschreiben Sie sich nicht dem dumpfen „Massentourismus" mit seinen ausgetretenen Trampelpfaden! Fahren Sie nicht auf der Autobahn! Suchen Sie Ihre eigenen Wege, und folgen Sie dabei Ihrem Gefühl und Ihrer Intuition und nicht nur Ihrem Verstand! Keiner weiß besser, **wie** Sie gesund werden können, als Sie selbst! Nutzen Sie Ihre schönen kreativen Kräfte, nutzen Sie das **ganze** Potenzial Ihrer Intelligenz, und Sie werden sehen: Sie haben mehr Chancen, diese Erkrankung gut zu überstehen, als Sie bisher geglaubt haben. Und vielleicht wird die Krebsreise dann für Sie sogar zu einem spannenden und lohnenden Abenteuer, zu einer wertvollen und bereichernden Lebenserfahrung. Ich wünsche es Ihnen!

6. Nachwort: Was ich krebskranken Menschen verdanke

Ich habe selbst so viel von meiner Arbeit mit krebskranken Menschen profitiert, dass ich das unbedingt einmal würdigen möchte.

An Krebs erkrankte Menschen sind nicht arm, sondern reich (ich hoffe sehr, Sie können sich selbst auch so sehen), und nach meiner Erfahrung geben sie meist gerne und großzügig von diesem inneren Reichtum ab und lassen andere daran teilhaben. Deshalb wird dem Helfer durch die Arbeit mit diesen Menschen selbst enorm geholfen, und er kann in einer einzigartigen Weise menschlich daran reifen. Ich habe das am eigenen Leib erfahren und möchte am Ende dieses kleinen „Reisebegleiters" meinen Dank dafür abstatten.

Hier meine persönliche Erfahrungsliste, was ich durch meine 15-jährige Arbeit mit krebskranken Menschen gelernt habe:

Erst seit ich mit krebskranken Menschen arbeite, weiß ich, was für ein Geschenk die Existenz darstellt, einfach das Dasein, und wie zerbrechlich unser Leben ist, immer, in jedem Moment.

Seither schätze ich mein eigenes Leben viel mehr und gehe sorgfältiger damit um. Ich genieße es auch intensiver und freue mich bewusster an seinen schönen Seiten – wohl wissend, dass es schon im nächsten Moment ganz anders aussehen kann.

Das Leben ist mir kostbarer geworden, und auch die Existenz anderer, mir lieber Menschen ist mir nicht mehr so selbstverständlich.

Vielleicht bin ich „demütiger" geworden (obwohl ich dieses Wort eigentlich nicht leiden kann, weil es so unterwürfig klingt).

Mir ist bewusster geworden, dass sich alles ständig verändert und wie radikal und schnell das manchmal geschieht.

Ich nehme mir mehr Zeit – für mich selbst, für meine Familie, meine Freunde, für Meditation und Alleinsein in Ruhe.

Ich bin mir meines Risikos bewusster, dass auch ich jeden Tag an Krebs erkranken kann – es gibt keinen Schutz dagegen, keine Sicherheit.

Ich bin mir bewusster darüber geworden, dass mein Leben endlich ist – auch wenn ich nicht an Krebs erkrankt bin.

Ich bin mir daher auch klarer darüber, wie wesentlich für mich meine eigene spirituelle Entwicklung ist – und dass ich nicht ewig Zeit habe, mich zu entwickeln.

Durch meine Arbeit mit krebskranken Menschen habe ich deutlicher wahrgenommen, wie wichtig das Eigene ist, das Subjektive (das wir oft selbst verachten oder das verachtet wird). Ich habe daher auch besser gelernt, für mich und mein Selbst einzutreten, mir mein Leben zu nehmen, mich selbst zu leben.

Ich habe mich immer wieder mit meinem eigenen Tod und Sterben auseinander gesetzt und gelernt, meinen Tod anzunehmen und weniger Angst vor ihm zu haben (obwohl ich immer noch Angst davor habe).

Ich kultiviere seitdem eine Vorstellung davon, wie ich gerne sterben möchte – statt mich nur angstvollen Vorstellungen davon hinzugeben.

Ich frage mich immer wieder: Was ist mir wirklich wichtig, noch wichtig in meinem Leben? Und ich setze die Prioritäten immer wieder neu und anders als früher.

Ich erlaube mir (wieder), zu spielen, völlig nutzlose Dinge zu tun.

Ich habe mehr Humor entwickelt – auch gegenüber Alter, Krankheit und Tod.

Ich frage mich immer wieder: Was ist der Sinn meines Lebens? Habe ich einen tragfähigen Sinn? Was macht für mich Sinn/könnte für mich Sinn machen?

Ich habe gelernt, immer das Beste aus einer Situation zu machen.

Ich habe gelernt, auch das Schlimme in meinem Leben anzunehmen – und zu entdecken: Ich kann es auch tragen/er-tragen, und oft hat das Schlimme auch etwas Gutes.

Ich habe gelernt, mit krebskranken Menschen lauthals zu lachen und Spaß zu machen – gerade angesichts der Bedrohung.

Ich habe gelernt, die kleinen Freuden des Alltags viel mehr zu schätzen als früher: das Lächeln, das einem unverhofft geschenkt wird, den blauen Himmel, das warme Wasser der Dusche ...

Ich mag mich selbst mehr als früher und nehme mich an – mit all meinen Fehlern und Schwächen (für die ich nicht blind geworden bin).

Ich kann anderen mehr Achtung und Wertschätzung entgegenbringen, auch Menschen, die ich früher sofort abgelehnt oder abgewertet hätte.

Ich habe gelernt, auf das grundlegende Gutsein im Leben zu vertrauen.

Ich bin zuversichtlicher geworden, dass man auch schwere Lebenskrisen gut überstehen kann, ja, sogar erstaunlichen Gewinn aus diesen schweren Zeiten ziehen kann.

Ich weiß jetzt, dass das Schlimme meist auch eine gute Seite hat – man muss nur bereit sein, danach ernsthaft zu suchen, diese Seite zu entdecken.

Ich vertraue dem Lebensfluss mehr als früher, kann mich mehr gehen lassen und bin nicht mehr so verkrampft und angespannt.

Ich habe ein weit umfassenderes (ganzheitliches) Verständnis vom Heilungsprozess entwickelt.

Ich habe von krebskranken Menschen unendlich viel über die tieferen Verletzungen des Selbst (oder unserer Seele) gelernt – mehr als in allen guten psychologischen Büchern drinsteht.

Ich weiß, dass es eine ganz, ganz große Befriedigung sein kann, wenn die psychoonkologische Therapie gelingt und ein Mensch ein „zweites Leben" gewinnt und beginnt.

Ich bin bescheidener und viel zufriedener mit meinem Leben geworden.

Ich bedanke mich dafür bei allen krebskranken Menschen, denen ich in meiner Arbeit begegnen durfte.

7. Kleine Literaturliste

Anderson, G. (1998). Der Krebsüberwinder. Freiburg.
Armstrong, L. (2000). Tour des Lebens. Bergisch Gladbach.
Barasch, M. I. (1996). Ich suchte meine Seele und wurde gesund. München.
Benjamin, H. H. (2002). Chancen gegen Krebs. Freiburg.
Bührer-Lucke, G. (2001). Mit Messer und Gabel gegen Krebs. A-Höfen.
Canacakis, J. (2002). Ich begleite dich durch deine Trauer. Stuttgart.
Canacakis, J. & Schneider, K. (1989). Krebs – Die Angst hat nicht das letzte Wort. Stuttgart.
De Boer, D. (1998). Ich lebe und ich liebe. Freiburg.
Gauss, G. (1991). Heilmeditationen für Krebskranke. Frankfurt.
Gerson, M. (2002). Eine Krebstherapie. Weil der Stadt.
Gudat, U. & Hoffmann, R. (1993). Bioenergetik – Lebensenergie freisetzen. München.
Hanna, Th. (1990). Beweglich sein – ein Leben lang. München.
Kast, V. (1982). Trauern. Stuttgart.
Koppe, A. (2000). Wo die Piranhas mit den Zähnen klappern. München.
Kübler-Ross, E. (1990). Reif werden zum Tode. München.
Laotse (1985). Tao-Te-King. Zürich.
Leshan, L. (1993). Diagnose Krebs – Wendepunkt und Neubeginn. Stuttgart.
Levine, P. A. (1998). Trauma-Heilung. Essen.
Lowen, A. u. L. (1979). Bioenergetik für Jeden. München.
Meares, A. (1977). Cancer – Another Way? Melbourne.
Miller, A. (1979). Das Drama des begabten Kindes. Frankfurt.
Röhr, H.-P. (2002). Narzissmus – Das innere Gefängnis. Düsseldorf.
Sanders, E.-M. (1997). Leben! Ich hatte Krebs und wurde gesund. München.
Scheppach, J. (2001). Leben im Einklang mit der inneren Uhr. München.
Siegel, B. (1988). Prognose Hoffnung. Düsseldorf.
Siegel, B. (1991). Mit der Seele heilen. Düsseldorf.
Simonton, C. O. (1993). Auf dem Wege der Besserung. Reinbek.
Stierlin, H. & Grossarth-Maticek, R. (2000). Krebsrisiken – Überlebenschancen. Heidelberg.
Steinvorth, M. (1999). Im Körper zu Hause. Göttingen.

Steinvorth, M. (2003). Psychoonkologie in freier Praxis. Bonn.
Tausch, A.-M. (1981). Gespräche gegen die Angst. Reinbek.
Tschuschke, V. (2002). Psychoonkologie. Stuttgart.
Wardetzki, B. (1991). Weiblicher Narzißmus. München.
Weill, A. (1995). Heilung aus eigener Kraft. München.
Zorn, F. (1979). Mars. Frankfurt.

Deutscher Psychologen Verlag GmbH

Krebs – eine Reise ins Unbekannte

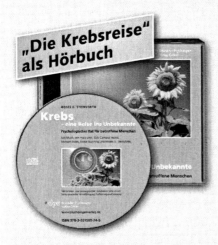

„Die Krebsreise" als Hörbuch

Moses G. Steinvorth

Krebs – eine Reise ins Unbekannte
Audio-CD, Laufzeit ca. 70 Min.
(Texte & Musik),
ISBN 978-3-931589-74-5,
Bestellnr. 069, 16,90 EUR

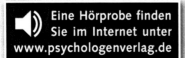

Eine Hörprobe finden Sie im Internet unter www.psychologenverlag.de

Fachstimmen:

„Wer nicht gleich das Büchlein lesen möchte, kann auf die gelungene Audio-CD zurückgreifen. Anregende Gedanken mischen sich hier gelungen mit Musikstücken zum Entspannen."
(Signal 3/2008)

„Diese CD erscheint mir eine sehr gute Möglichkeit zu sein, Menschen, die an Krebs erkrankt sind, sowie deren Angehörige und Freunde zu unterstützen. Ich denke, sie macht Mut und kann auch gut als Begleitung in der psychologischen Beratung oder psychotherapeutischen Behandlung von betroffenen Menschen eingesetzt werden."
(Psychologie in Österreich 3&4/2008)

„Wir haben Ihre CD geprüft und finden, dass sie gut dazu geeignet ist, den Blick der Patienten auf die Psychoonkologie zu lenken und Betroffene zu einem aktiveren Umgang mit ihrer Krankheit zu ermutigen."
(AOK-Bundesverband)

Zu beziehen über den Buchhandel oder direkt beim Verlag:

Deutscher Psychologen Verlag GmbH · Am Köllnischen Park 2 · 10179 Berlin
Tel. 030 - 209 166 410 · Fax 030 - 209 166 413 · verlag@psychologenverlag.de

WWW.PSYCHOLOGENVERLAG.DE